Sven T

Die effekti

Sven-David Müller
unter Mitarbeit von
Almut Carlitscheck und Katrin Scholl

Die effektivsten Fatburner

Endlich abnehmen
ohne Diät, Stress und Hunger

Die 33 besten Fatburner-Rezepte

humboldt

Bibliografische Information der Deutschen Nationalbibliothek
Die Deutsche Nationalbibliothek verzeichnet diese Publikation in der Deutschen Nationalbibliografie; detaillierte bibliografische Daten sind im Internet über http://dnb.ddb.de abrufbar.

ISBN 978-3-86910-305-1

Der Autor: Diätassistent Sven-David Müller, Autor zahlreicher Ernährungsratgeber, ist Träger des Bundesverdienstkreuzes. Er erhielt diese Auszeichnung für seine besonderen Verdienste um die Volksgesundheit, insbesondere im Bereich Ernährungsaufklärung und des Diabetes mellitus. Der Autor beschäftigt sich seit 20 Jahren mit den Problemen von Übergewichtigen. Er ist regelmäßig Gast in Hörfunk und Fernsehen.

Originalausgabe

Ein Imprint der Schlüterschen Verlagsgesellschaft mbH & Co. KG,
Hans-Böckler-Allee 7, 30173 Hannover
www.schluetersche.de
www.humboldt.de

Lektorat:	Dagmar Fernholz, Köln
Covergestaltung:	DSP Zeitgeist GmbH, Ettlingen
Innengestaltung:	akuSatz Andrea Kunkel, Stuttgart
Titelfoto:	Roman Märzinger / Westend 61
Satz:	PER Medien+Marketing GmbH, Braunschweig
Druck:	Grafisches Centrum Cuno GmbH & Co. KG, Calbe

Hergestellt in Deutschland.
Gedruckt auf Papier aus nachhaltiger Forstwirtschaft.

Inhalt

Vorwort

Liebe Leserin, lieber Leser,
ja, es gibt sie! Lebensmittel, die verschiedene Körperfunktionen anregen und dabei ganz nebenbei und ohne Mühe Fett killen. Diese Fatburner machen einfach schlank. Fett wird durch sie effektiver verbrannt, der Stoffwechsel optimiert. Mithilfe der Fatburner und einer gezielten Ernährungsumstellung sowie Bewegung nehmen Sie garantiert leichter ab, als bisher während einer Diät. Wichtig ist, dass Sie mit den Fatburnern Ihr Gewicht auch problemlos halten können. Durch Fatburner haben Sie einen aktiven Stoffwechsel. Bauen Sie in jeder Mahlzeit gezielt die Fatburner ein, und schon können Ihnen Hunger und Jo-Jo-Effekt nichts mehr anhaben.

Ich zeige Ihnen, dass die Fatburner-Ernährungsweise effektiv, praktikabel und einfach in den Alltag zu integrieren ist. Es ist eine gesunde Ernährungsweise, die den Empfehlungen der modernen Ernährungswissenschaft völlig entspricht.

Lesen Sie, welche Lebensmittel in die Gruppe Schlankfood gehören und dass gesund essen nicht bedeutet, dass Sie stundenlang mit dem Einkaufen von teuren Lebensmitteln verbringen oder komplizierte Gerichte nachkochen müssen.

Am besten fangen Sie gleich heute an, Ihren Stoffwechsel auf Fettverbrennung umzustellen.

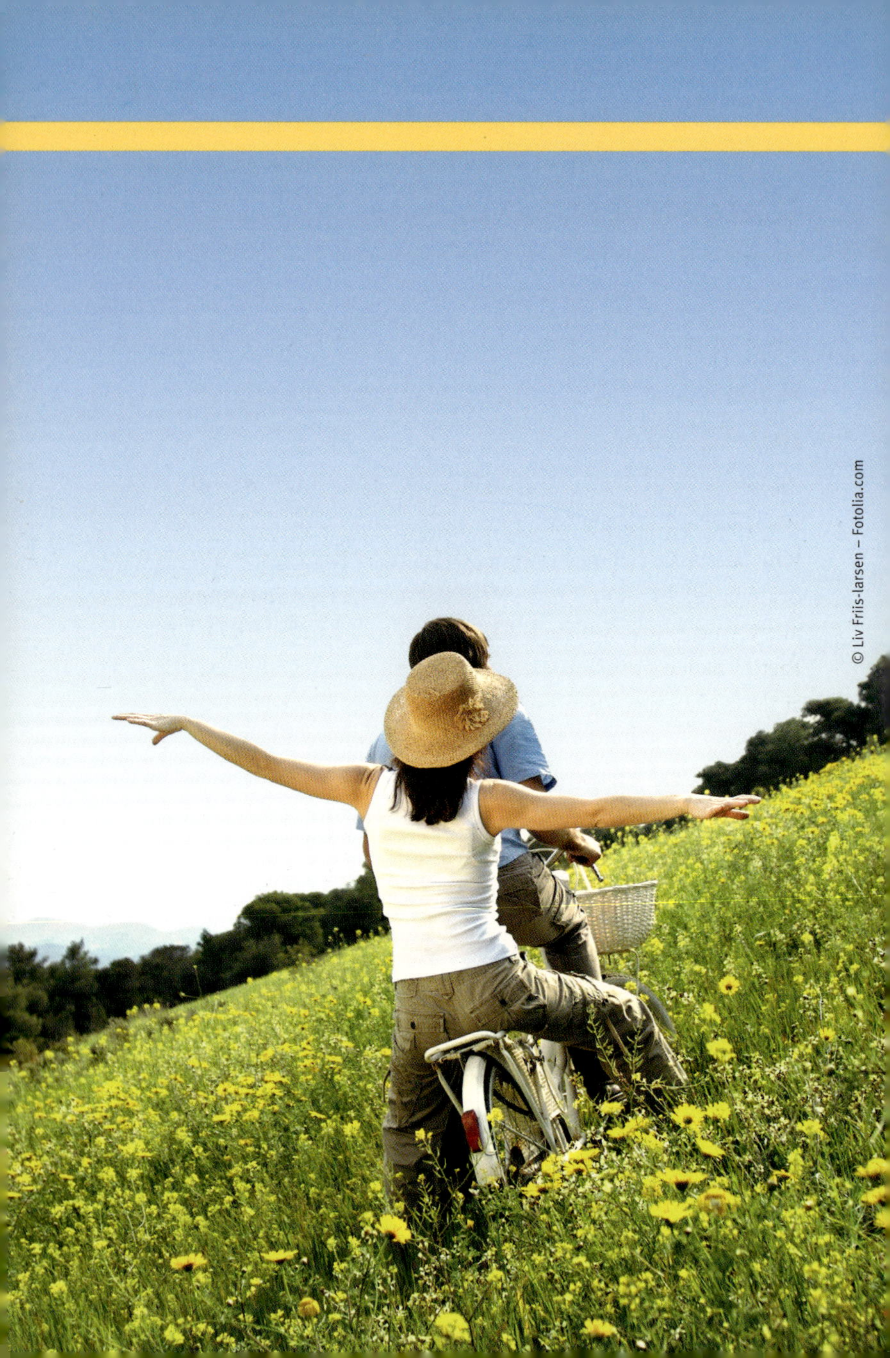

Einführung

Worum geht es bei der Ernährung mit Fatburnern?

Zielsetzung der Fatburner-Ernährungsweise ist es, Fettgewebe abzubauen und die Muskulatur weitgehend zu erhalten. Das Muskelgewebe arbeitet wie ein Hochofen und verbraucht reichlich Energie. Außerdem hält es unseren Körper aktiv und knackig. Viele Crash-Diäten und insbesondere Fasten bauen viel Muskulatur ab, sodass der Energiebedarf sinkt und der Jo-Jo-Effekt ausgelöst wird.

Zusätzlich zur richtigen Ernährungsweise mit Fatburnern ist ein tägliches Bewegungsprogramm wichtig, um die Muskulatur zu erhalten und zu stärken. Ideal sind Walken, Nordic Walken, Joggen, Schwimmen, Aerobic, Radfahren oder einfach nur stramm spazieren gehen. Ohne Bewegung kann die beste und gesündeste Ernährungsweise nur wenig erreichen. Die Bewegung macht das Gewebe fest, verbraucht Energie, fördert das Wohlbefinden, regt den Stoffwechsel an und beugt dem Jo-Jo-Effekt vor.

Bei der Fatburner-Ernährungsweise essen Sie dreimal täglich, denn dadurch trainieren Sie Ihren Stoffwechsel – und Training macht bekanntlich schlank.

Das Problem mit dem Abnehmen

Übergewichtige benötigen weniger Energie, um ihren Bedarf zu decken, als Schlanke. Das bedeutet auch, dass die landläufige Meinung, Dicke essen mehr als Dünne, häufig falsch ist. Im Gegenteil: Wenn Übergewichtige abgenommen haben, müssen sie meist deutlich weniger Kalorien aufnehmen als Menschen, die schon immer schlank waren, um ihr Gewicht halten zu können! Dies lässt auch verstehen, warum es so schwer ist, nach dem Abnehmen das Gewicht zu halten.

Um abnehmen zu können, müssen wir verstehen, wie Übergewicht überhaupt entstehen kann. Aus diesem Grund finden Sie nachfolgend einige der häufigsten Gründe.

Keine geregelten Mahlzeiten

Geregelte Mahlzeiten helfen, schlank zu werden. Ganz einfach. So sind Frühstückmuffel oft dicker als Menschen, die regelmäßig frühstücken, d. h., ein gutes sättigendes Frühstück macht demnach schlank.

Grundsätzlich sollte jede Mahlzeit alle wichtigen Nährstoffe und natürlich auch Ballaststoffe enthalten. Ebenso gilt: Nur wenn Mahlzeiten süße und deftige Komponenten enthalten, beugen Sie Hunger- und Appetitattacken effektiv vor.

Auch die Reihenfolge spielt eine große Rolle. Grundsätzlich sollten Sie zu Beginn jeder Mahlzeit ein großes Glas kalziumreiches Mineralwasser mit Kohlensäure trinken. Danach sollten die ballaststoffreichen Lebensmittel folgen. Das fördert die Sättigung und wirkt im Gesamtkonzept der Mahlzeit als Fatburner. Das gilt umso mehr, wenn ein starker Kaffee oder ein anderes koffeinreiches Getränk jede Mahlzeit abschließt. Dann setzt die Lipolyse verbessert ein und die Pfunde können besser „schmelzen".

Stress und zu wenig Schlaf

Je höher die Stressbelastung ist, desto größer ist die Wahrscheinlichkeit, übergewichtig zu werden. Bei Stress wird vermehrt das Stresshormon Cortison vom Körper produziert. Dadurch kommt es zu einem erhöhten Abbau von köpereigenem Eiweiß und zu einer Verminderung der Eiweißsynthese. Überdies stimuliert Cortison im Gehirn das Appetitzentrum, was zu einem „Überessen" führen kann.
Auch Schlafmangel kann zu Übergewicht führen, da während des Schlafs vermehrt Wachstumshormone von der Gehirnanhangsdrüse produziert werden. Am Tag hingegen ist die Blutkonzentration des Hormons sehr niedrig. Das Wachstumshormon ist für die Mobilisierung von Fett aus den Fettpölsterchen verantwortlich und führt es den Mitochondrien der Zellen zur Fettverbrennung zu. Im Schlaf läuft eben die Fettverbrennung vermehrt ab. Zu wenig Schlaf wirkt sich somit auf den Stoffwechsel aus und kann demnach dick machen.

Ausreichend Schlaf macht schlank.

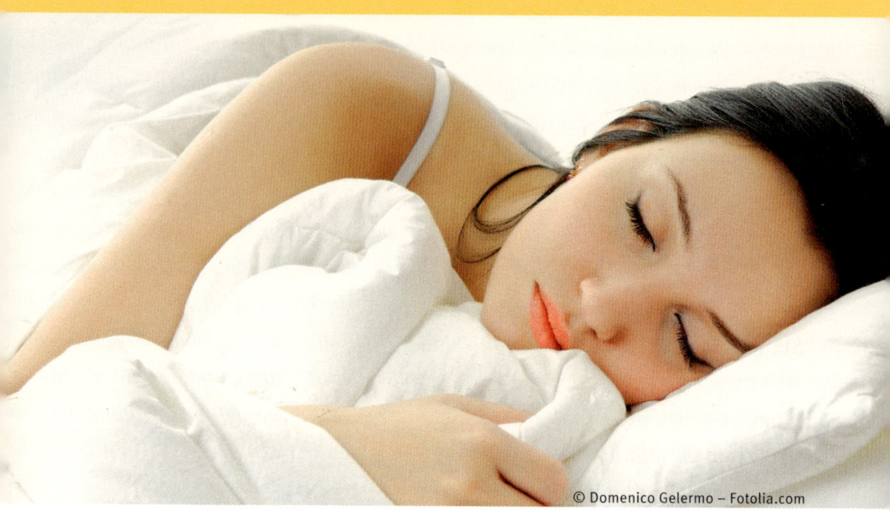
© Domenico Gelermo – Fotolia.com

Zu wenig Bewegung = zu geringer Energieverbrauch

Übergewicht entsteht immer dann, wenn mehr gegessen als verbraucht wird. Die starke Zunahme des Körpergewichts in den Industrieländern ist weniger durch eine gestiegene Energieaufnahme, als vielmehr durch einen verminderten Energieverbrauch zu erklären. Um dafür zu sorgen, dass das Energiegleichgewicht wiederhergestellt wird, kann man die Kalorienaufnahme reduzieren oder aber den Energieverbrauch durch körperliche Aktivität erhöhen. Das bedeutet nun aber nicht, dass weniger essen und sich weniger bewegen der Schlüssel zur Lösung aller Gewichtsprobleme ist! So weiß man mittlerweile, dass körperliche Aktivität effektiver zu einer Gewichtsabnahme beiträgt als die Reduzierung der Kalorienzufuhr.

Die Fatburner-Ernährungsweise befolgt dieses Konzept. Die Mischung aus Bewegung und gesunder Ernährungsweise helfen langfristiger dabei, Gewicht zu reduzieren und dauerhaft zu halten.

Die genetische Veranlagung

Sicher haben Sie auch schon beobachtet, dass Übergewicht in Familien teilweise gehäuft auftritt, ein genetischer Einfluss auf das Körpergewicht ist unumstritten vorhanden. Welchen Anteil dieser genetische Einfluss ausmacht, ist schwer einzuschätzen und wahrscheinlich individuell sehr unterschiedlich. Vor allem das Fettverteilungsmuster – also ob Sie eher ein Apfel- oder ein Birnentyp sind – und der Energieverbrauch werden durch die Erbanlagen beeinflusst. Mit dem Fatburner-Ernährungskonzept können Sie der genetischen Veranlagung ein „Schnippchen" schlagen.

Die Anlage zu Übergewicht wird auch vererbt.

Warum viele Diäten nicht funktionieren

Wenn Sie tatsächlich zu viel wiegen, dann lohnt sich Abnehmen auf jeden Fall. Selbst wenn Sie nicht Ihr Normalgewicht erreichen sollten – Ihr Körper wird Ihnen jedes Kilo weniger danken! Doch richtiges Abnehmen muss man planen.

Das Auf und Ab: der Jo-Jo-Effekt

Wer kennt das nicht: kaum hat man sich mühsam die Kilos heruntergehungert – schwupp, sind sie auch schon wieder da! Dieser sogenannte Jo-Jo-Effekt, also der häufige Wechsel von Zu- und Abnehmen, ist das häufigste Problem herkömmlicher Diäten.

Mindestens 75 Prozent der Menschen haben einen Stoffwechsel, der eher zur Gewichtszunahme als zur Gewichtsabnahme neigt. Das liegt daran, dass unser Körper wie ein Speicher funktioniert: Sein Ziel ist es, für Notzeiten Reserven aufzubauen. Sind wir die lästigen Pfunde also endlich losgeworden, haben wir bald schon mehr davon als vor der Diät.

Das Abnehmen allein ist leider noch kein Sieg!

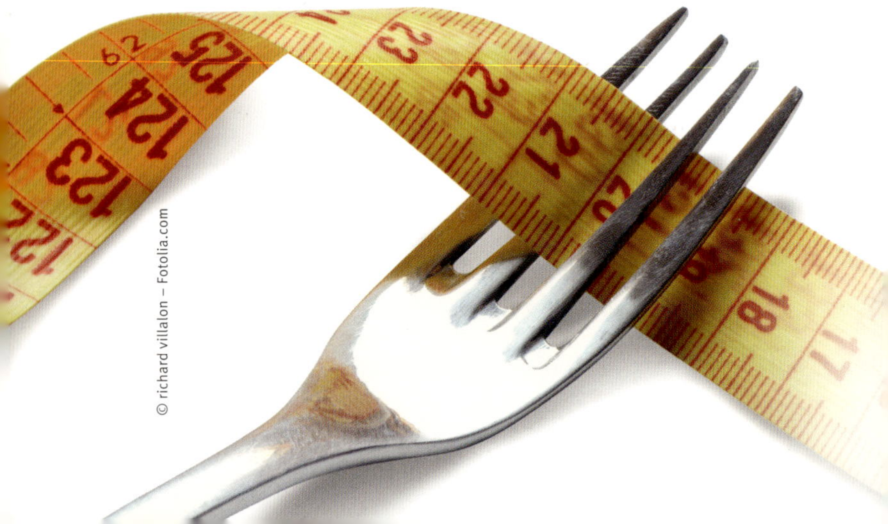

Dieser Jo-Jo-Effekt ist eine Überlebensstrategie, die sich im Laufe der Evolution entwickelt hat und die noch heute funktioniert – inzwischen leider zu unserem Nachteil. Denn wenn es unsere Vorfahren endlich geschafft hatten, große Energiereserven für Hungersnöte anzulegen, gab der Körper diese so schnell nicht wieder her. In der Vergangenheit wurden Hungerphasen eben nicht freiwillig zur Gewichtsreduktion eingelegt, sondern waren naturgegeben. Diese Hungerphasen hielten in der Regel länger, manchmal über Monate hinweg an. Würde der Körper Fettreserven rasch abbauen, wäre unser Überleben schnell infrage gestellt gewesen. Daher nimmt kein Säugetier, auch der Mensch nicht, rasch an Körpergewicht ab. Vielmehr versucht der Organismus, seinen Energiebedarf einzuschränken, damit er länger von den Reserven zehren kann, um nicht zu verhungern.

Statt rasch Fettgewebe zur Energiegewinnung heranzuziehen, baut der Körper zu allem Übel zuerst Muskeln ab, denn die verbrauchen reichlich Energie – und weniger Muskeln bedeutet längere Reserven. Dieses Vorgehen ist effizient, für eine Gewichtsabnahme aber sehr störend. Durch den Muskelabbau ist nach Beendigung der Diät der Energiebedarf gesenkt, und man nimmt sehr leicht wieder an Gewicht, insbesondere an Fettgewebe, zu. Viele Menschen, die regelmäßig „auf Diät" sind, haben schon viel Muskelmasse verloren. Leider ist es nicht möglich, ganz gezielt Fettgewebe abzubauen.

Um diesen Jo-Jo-Effekt zu vermindern, sollte man die Energiezufuhr nicht – wie bei den meisten Crash-Diäten – drastisch reduzieren, sondern in kleinen Schritten vorgehen. So kann man seinen Körper ein wenig austricksen: Er stellt sich nicht auf eine Hungersituation ein und vermindert deshalb den Grundumsatz nicht so stark. Er kann sich langsam an die geringere Energiezufuhr gewöhnen. Den Jo-Jo-Effekt können Sie mit der Fatburner-Ernährungsweise mit eiweißreicher Kost und regelmäßiger Bewegung überwinden.

Hunger: der Diätkiller

Abnehmen kann nur, wer satt ist! Sie müssen nicht hungern, um abzunehmen! Es ist wichtig, wieder zu lernen, auf unseren Hunger- und Sättigungsmechanismus zu hören. Wir müssen essen, wenn wir hungrig sind, und aufhören, wenn wir satt sind. Vor allem muss man Hunger und Appetit unterscheiden lernen! Und vor allem sollten wir versuchen, Gefühle wie Ärger, Frust, Stress, aber auch Freude und Aufregung nicht durch Essen zu kompensieren. Gönnen Sie sich lieber ein schönes Bad oder machen Sie einen Spaziergang, denn Bewegung und frische Luft können an stressigen Tagen Wunder bewirken!

Der ständige Hunger der Betroffenen bei Diäten ist das größte Problem bei der Bekämpfung des Übergewichts. Ein einfaches und wirksames Mittel dagegen ist die ausrei-

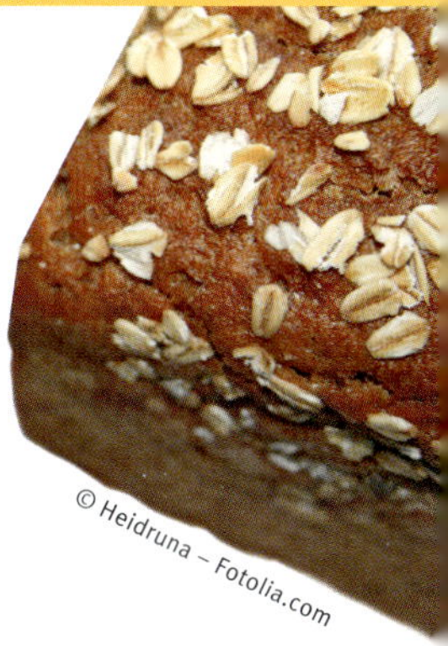

chende Zufuhr des Fatburners Ballaststoffe. Sie sind praktisch kalorienfrei, da sie vom Körper nicht aufgenommen werden können, bringen die Verdauung in Schwung und vor allem: sie machen satt. Außerdem wirken sie noch positiv auf Ihre Blutfettwerte und haben weitere gesundheitsfördernde Eigenschaften.

Der sogenannte Sättigungsindex kann dabei helfen, das Hungergefühl besser zu steuern. Viele Menschen haben es schon selbst beobachtet: manche Lebensmittel machen einfach satter als andere. So hält eine Portion Vollkornbrot länger satt als die gleiche Menge Joghurt. Für den hohen Sättigungsgrad sind – wie wir bereits festgestellt haben – meist Ballaststoffe verantwortlich. Die Wissenschaftlerin Jennifer Blundell nahm diese Erkenntnis zum Anlass, ein Experiment mit ihren Studenten durchzuführen. Die Studenten bekamen Lebensmittel zum Essen, die alle den gleichen Kalorienwert von 240 kcal hatten. In Abständen von 15 Minuten mussten sie angeben, ob sich der Hunger schon meldet. Nach der subjektiven Einschätzung der Studenten wurde für jedes getestete Lebensmittel ein Indexwert ermittelt. Als Referenz diente dabei der Sättigungsgrad von Weißbrot (100). Dazu ein Beispiel: Wenn Sie Kartoffeln mit einem Kalorienwert von 240 kcal (ca. 343 g) essen, bleiben Sie 3,23-mal länger satt als nach dem Verzehr von Weißbrot (ca. 100 g) mit gleichem Kalorienwert.

Sättigungsindex von Lebensmitteln

Mahlzeit	Sättigungsindex
Frühstück	
Croissants	47
Müsli	100
Weißbrot	100
Cornflakes	118
Käse	146
Eier	150
Körnerbrot	154
Vollkornbrot	157
Haferflocken	209
Mittagessen	
Pommes frites	116
Nudeln	119
Linsen	133
Reis	138
Bohnen	168
Rindersteak	176
Vollkornnudeln	188
magerer Fisch	225
Kartoffeln	323

Mahlzeit	Sättigungsindex
Kuchen/Gebäck	
Kuchen	65
Berliner	68
Kekse	120
Kräcker	127
Snacks/ Süßigkeiten	
Schokoriegel	70
Erdnüsse	84
Joghurt	88
Chips	91
Eiscreme	96
Gummibärchen	118
Popcorn	154
Früchte	
Bananen	118
Weintrauben	162
Äpfel	197
Orangen	202

Referenzwert: Weißbrot (100). Demnach sind Kartoffeln 3,23-mal sättigender als Weißbrot.

Das richtige Gewicht: Der BMI

Übergewicht ist in erster Linie ein gesundheitliches, für viele Menschen aber auch ein ästhetisches Problem. Natürlich sollen Sie sich in erster Linie selbst gefallen, aber manchmal trübt die eigene Wahrnehmung. Mithilfe des Body-Mass-Index (BMI) finden Sie heraus, wie übergewichtig Sie wirklich sind. Er wird wie folgt berechnet:

$$\frac{\text{Körpergewicht in Kilogramm}}{\text{Körperlänge in Metern zum Quadrat}} = \text{BMI}$$

Wiegt zum Beispiel eine junge Frau 61 kg und ist 1,69 m groß, berechnet sich ihr BMI: 61 : (1,69 x 1,69) = 61 : 2,8561 = 21,3 kg/m^2 (= BMI). Sie ist damit im Bereich der Norm. Der Normalbereich liegt zwischen BMI 18,5 und 24,9. Nach der Definition der Weltgesundheitsorganisation (WHO) gilt als übergewichtig, wer einen BMI zwischen 25 und 29,9 hat. Von Adipositas, auch Fettsucht genannt, sprechen Ernährungsfachleute ab einem BMI von 30.

Aber der BMI macht natürlich keine Aussage über die Figur, und ein trainierter BMI 20,5 sieht besser aus und ist gesünder als ein untrainierter BMI 20,5.

Die aktuelle Definition der Weltgesundheitsorganisation (WHO) verwendet folgende Werte:

Klassifikation	**BMI**
Untergewicht	‹17,9
Normalgewicht	18–24,9
Präadipositas (Übergewicht im weiteren Sinne)	25–29,9
Adipositas Grad I	30–34,9
Adipositas Grad II	35–39,9
Adipositas Grad III	›40

Der „wünschenswerte" BMI hängt auch noch vom Alter ab. Die folgende Tabelle zeigt ideale BMI-Werte für verschiedene Altersgruppen.

Alter	**BMI**
19–24 Jahre	19–24
25–34 Jahre	20–25
35–44 Jahre	21–26
45–54 Jahre	22–27
55–64 Jahre	23–28
›64 Jahre	24–29

Schlank werden und schlank bleiben mit Fatburnern

Geballte Fatburner: Die Inhaltsstoffe unserer Ernährung

Unsere Lebensmittel bestehen aus unzähligen Inhaltsstoffen, die alle eine mehr oder weniger ausgeprägte Wirkung auf den Körper ausüben. Fehlen einzelne Stoffe, so kann der komplizierte menschliche Organismus nicht mehr optimal funktionieren. Ebenso kann auch ein Zuviel zu Krankheiten führen. Häufig nehmen wir zu viel Energie, zu viel Fett, zu viel Süßes, zu viel Alkohol, jedoch zu wenig Ballaststoffe auf. Die Folge sind ernährungsbedingte Krankheiten wie beispielsweise Übergewicht, Diabetes mellitus Typ 2, Gicht, Herz-Kreislauf-Erkrankungen, Verstopfung oder Fettstoffwechselstörungen. Bereits jeder zweite Deutsche leidet unter einem zu hohen Cholesterinspiegel, der Hauptursache für Arterienverkalkung, die in Herzinfarkt oder Schlaganfall enden kann.

Eigentlich ist es ganz einfach: Mit der richtigen Ernährungsweise können viele „Zivilisationskrankheiten“ vermieden werden.

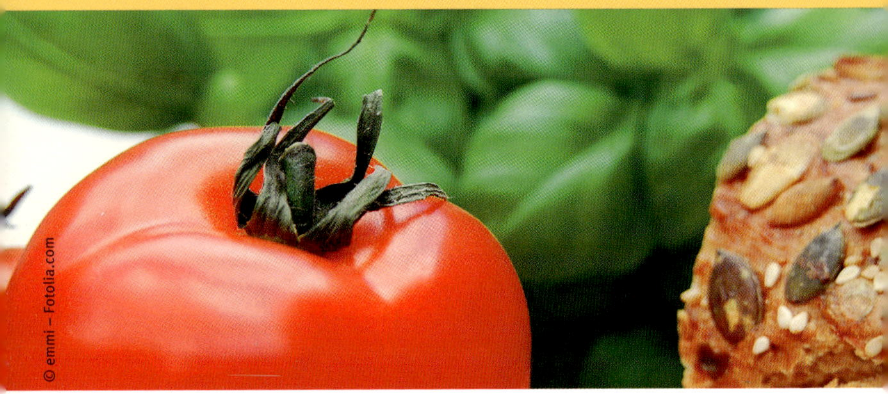

Den größten Anteil unserer Lebensmittel machen die energieliefernden, also kalorienhaltigen Substanzen aus. Sie werden daher Nährstoffe genannt. Zu dieser Gruppe gehören Kohlenhydrate, Fette und Eiweiße, letztere werden auch Proteine genannt.

Vitamine, Mineralstoffe und sekundäre Pflanzenstoffe sowie einige andere Substanzen werden unter dem Oberbegriff Vitalstoffe zusammengefasst. Ernährungswissenschaftler sprechen bei Vitaminen und Mineralstoffen von Mikronährstoffen. Um optimal zu funktionieren, ist der Stoffwechsel unseres Körpers auf eine Vielzahl von Helfern – fast immer Vitalstoffe – angewiesen. Bei einer unzureichenden Versorgung mit Vitaminen und Mineralstoffen können Eiweiß-, Kohlenhydrat- und Fettstoffwechsel nicht optimal funktionieren. Viele andere Vitalstoffe, wie sekundäre Pflanzenstoffe aus Gemüse und Obst, erfüllen ebenfalls wichtige Aufgaben in der Nährstoffverwertung.

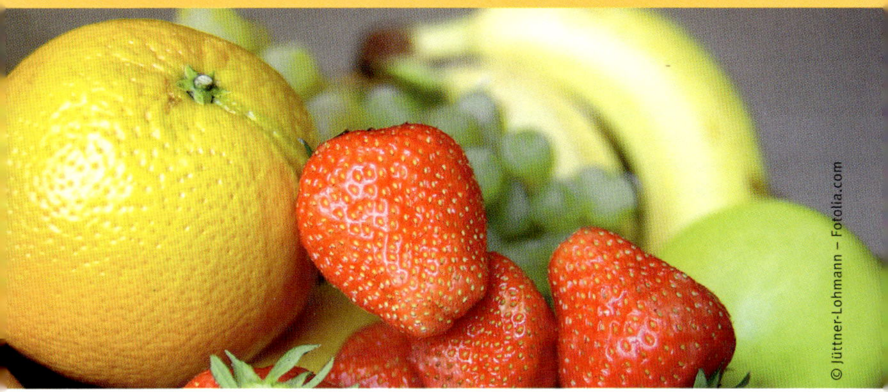

© Jüttner-Lohmann – Fotolia.com

Jedes Lebensmittel enthält eine Vielzahl von Nähr- und Wirkstoffen. Manche davon sind richtige Fatburner, die Sie mit der Ernährung „automatisch" zu sich nehmen. Wichtig ist die richtige Kombination dieser Lebensmittel, damit Ihr Körper über die Nahrung alles bekommt, was er braucht – und dabei dennoch abnimmt oder zumindest nicht zunimmt.

Das Leben ist mit einem ständigen Verbrauch an Energie verbunden: Die Aufrechterhaltung aller Körperfunktionen, der Erhalt der Körperwärme, Wachstum und Muskeltätigkeit – all dies benötigt Energie. Durch den Abbau der Nährstoffe, also während einer Diät, deckt der Organismus seinen Energiebedarf vor allem von Kohlenhydraten und Fetten. Eiweiße werden dagegen nur zu einem geringen Teil zur Energiegewinnung genutzt. Stattdessen helfen sie beim Aufbau von Körpersubstanz wie beispielsweise Muskelmasse.

Die Höhe des Energiebedarfs, sprich: wie viele Kalorien wir pro Tag zu uns nehmen dürfen ohne zuzunehmen, wird beeinflusst durch Geschlecht, Alter, verschiedene Hormone und durch unsere Gene. Außerdem steht er in engem Zusammenhang mit der Muskelmasse. Ein Mensch mit vielen Muskeln hat einen höheren Grundumsatz als einer mit weniger Muskeln. Da ein Mensch mit hohem Körpergewicht auch mehr Muskulatur besitzt als ein leichter Mensch, haben schwere Menschen auch einen höheren Grundumsatz als leichte. Viele Fatburner sind in der Lage, den Energieverbrauch zu erhöhen und helfen Ihnen so, dauerhaft Ihr Gewicht zu halten.

Die Energie, die in einem Lebensmittel oder Nährstoff enthalten ist, wird in Kalorien gemessen. Wenn von einer Kalorie die Rede ist, ist umgangssprachlich meist eine Kilokalorie gemeint. Die Nährstoffe liefern unterschiedliche Kalorienmengen:

1 g Eiweiß	4,1 kcal
1 g Kohlenhydrate	4,1 kcal
1 g Fett	9,3 kcal

Aber denken Sie daran: Kalorien meiden durch Fasten oder Crash-Diäten machen nicht schlank – Kalorien verbrennen führt jedoch zu einer Gewichtsreduktion. Deshalb: Stellen Sie Ihre Ernährung auf Fatburner um, und bauen Sie ausreichend Bewegung in Ihr Leben ein.

Auswirkung der Nährstoffe auf die Sattheit

Protein-, Fett- und Kohlenhydrat- sowie Ballaststoffgehalt eines Lebensmittels beeinflussen, wie die aufgenommene Nahrung verwertet wird.

Der glykämische Index (Glyx) hat einen Einfluss auf die Sattheit. Je geringer der Index, desto besser ist der Sättigungseffekt von kohlenhydrathaltigen Speisen. Dieser Glyx gibt an, wie stark ein Lebensmittel den Blutzucker erhöht. „Gute" Kohlenhydrate wie Vollkornprodukte und Hülsenfrüchte haben einen niedrigen Glyx und halten lange satt. Schlechte Kohlenhydrate wie Pommes und gesüßte Säfte haben einen hohen Glyx und machen schnell wieder hungrig.

Ballaststoffe haben dann einen besonders ausgeprägten Sättigungseffekt, wenn sie wasserlöslich und viskös sind.

Die Top-Sattmacher unter den Nährstoffen sind die Eiweiße, auch Proteine genannt. Ein eiweißreiches Mittagessen mit Eiern, Fisch, Fleisch, Geflügel oder Soja hält wesentlich länger satt als fettreiche Mahlzeiten, zudem wird ein erneutes Hungergefühl verzögert. Es sättigt also rasch und anhaltend.

WICHTIG ZU WISSEN!

Die Sättigungskaskade:

1. Proteine – super sättigend: Kabeljau oder andere Seefische, Harzer Käse sowie magere Milchprodukte sollten täglich auf dem Speiseplan stehen.
2. Ballaststoffreiche Kohlenhydratträger – gut sättigend: Hülsenfrüchte, Vollkornprodukte, Gemüse oder Frischobst gehören zu den Fatburnern.
3. Fett – kaum sättigend: auch hochwertiges Pflanzenöl wie Lein-, Raps- oder Nussöle sowie Diätmargarine sollten Sie sparsam verwenden.
4. Kohlenhydrate mit hohem glykämischen Index – machen hungrig: Fast Food & Co., gezuckertes Müsli, Croissants oder Bratkartoffeln sollten Sie möglichst meiden!

Den Stoffwechsel ankurbeln: die besten Fatburner-Substanzen

In jedem Falle sind Fatburner Substanzen, die die Fettverbrennung im Körper verbessern. Wortwörtlich übersetzt heißen Fatburner „Fettverbrenner“ (engl. fat = Fett, to burn = {ver}brennen). Diese Substanzen fördern die Fettverbrennung im Körper oder sorgen dafür, dass weniger Fett aufgenommen werden kann, und das bedeutet, dass sie bei der Gewichtsreduktion helfen.

Fatburner kommen in vielen Lebensmitteln vor, deshalb reicht in der Regel eine gezielte Nahrungsmittelauswahl, um Fatburner aufzunehmen und die Gewichtsreduktion zu fördern. Leider ist es nicht möglich, allein durch Fatburner 25 Kilogramm in kürzester Zeit abzunehmen, ebenso wenig können sie große Ernährungsverfehlungen ausgleichen. Allerdings tragen sie entscheidend zu einer Veränderung des Stoffwechsels in Richtung Fettabbau bei. Dennoch: ohne eine gezielte und dauerhafte Ernährungs- und Verhaltensumstellung ist der Effekt für viele Menschen nicht ausreichend.

Das Koffein im Kaffee fördert den Fettabbau

Koffein ist als „Wachmacher" bekannt. Tatsächlich hat Koffein eine anregende und stimulierende Wirkung. Zudem bewirkt es beim Sport während der ersten 15 bis 20 Minuten einen Anstieg der freien Fettsäuren im Blut; diese können von trainierten Ausdauersportlern als Energiequelle genutzt werden – sie wird nicht bei Belastungsbeginn aufgebraucht, sondern steht für einen späteren Zeitpunkt zur Verfügung. Koffein kann auch bei kürzeren intensiven Belastungen zu einer Leistungssteigerung beitragen. Die anregende Substanz ist nicht nur in Kaffee, sondern auch in schwarzem und grünem Tee, Colagetränken, Energy-Drinks und Kakao enthalten.

Koffein fördert den Fettabbau und erhöht gleichzeitig auch noch den Energieverbrauch insgesamt.

Ballaststoffe sind Satt- und Schlankmacher

Ballaststoffe sind unverdauliche Pflanzenfasern, die vor allem in Vollkornprodukten, aber auch in Hülsenfrüchten, Frischobst mit Schale und Gemüse enthalten sind. Diese Fasern sind Gesundheit pur: Sie senken den Cholesterinspiegel, führen zu einem langsamen Blutzuckerspiegelanstieg – haben also einen niedrigen Glyx – und machen dauerhaft satt. Außerdem fördern sie auf natürliche Weise die Verdauung und beugen damit Verstopfung und Darmträgheit vor.

Da die Pflanzenfasern reichlich Flüssigkeit im Magen binden, führt dies dort zu kräftigen Impulsen auf die Dehnungsrezeptoren, die dauerhaft das Signal „satt" bekommen – und wer schneller satt ist, isst weniger.

Jod

Der Kalorienbedarf des Körpers wird durch die in der Schilddrüse gebildeten Hormone erhöht. Diese Hormone können aber nur bei einer ausreichenden Jodversorgung gebildet werden. Da Deutschland ein Jodmangelgebiet ist, sollte hierauf ein besonderes Augenmerk gelegt werden, um eine optimale Schilddrüsenfunktion zu gewährleisten.

Vitamin C ist das Wundermittel der Models

Regelmäßig eine geschälte Zitrone vor dem Schlafengehen – und man hat weniger Figurprobleme. Mithilfe von Vitamin C wird der Nervenreizstoff Noradrenalin im Körper produziert. Dieses Hormon sorgt nicht nur dafür, dass wir Stress besser bewältigen können, sondern auch dafür, dass dabei besonders viel Fett verbrannt wird. Noradrenalin gelangt blitzschnell über die Nervenbahn in die Fettzelle, um dort das Fett abzubauen. So kann der Körper einfacher auf das gespeicherte Fett zur Energiegewinnung zurückgreifen.

WICHTIG ZU WISSEN!

Viele Nährstoffe unserer Ernährung sind Fatburner und werden automatisch mit der Nahrung aufgenommen:

- Koffein
- Ballaststoffe
- Vitamin C
- Kalzium, Chrom, Zink, Magnesium, Aminosäuren

Kalzium heizt die Verdauung an

Kalzium aktiviert den Stoffwechsel, heizt die Verdauungsenzyme an und fördert die Verbrennung von Fettpolstern. Trinken Sie daher täglich drei Flaschen kalziumreiches Mineralwasser, das 150 mg Kalzium pro Liter haben sollte.

Chrom hilft gegen Heißhunger

Chrom verbessert die Wirkung des Insulins. Der Blutzuckerspiegel stabilisiert sich, und die Fettverbrennung wird aktiviert. Chrom ist am Kohlenhydrat-, Protein- und Fettstoffwechsel beteiligt. Es hilft gegen Heißhunger, erhöht die Fettverbrennung und ist für die Kohlenhydratverwertung zuständig.

Zink fördert die Insulinwirkung

Durch einen dauerhaft zu hohen Insulinspiegel baut der Körper ständig Fett in das Fettgewebe ein und baut Fett auf. Zudem hemmt Insulin die Fettverbrennung und den Fettabbau. Zink ist ein echter Fatburner und beugt Blutzuckerschwankungen und insulinbedingtem Hunger vor. Bei optimaler Zinkversorgung kommt der Körper oftmals mit weniger Insulin aus. Und weniger Insulin bedeutet weniger Hunger, und weniger Hunger bedeutet eine leichtere Gewichtsabnahme.

Magnesium ist super effektiv

Magnesium ist verantwortlich für körperliche und geistige Leistungskraft, für funktionierende Nerven und Muskeln. Es organisiert die Sauerstoffversorgung der Zellen und damit die Fettverbrennung, denn ohne Sauerstoff verbrennt kein Gramm Fett.

Aminosäuren helfen im Kampf gegen Pfunde und schlechte Stimmung

Viele Nahrungsinhaltsstoffe haben für eine gezielte Gewichtsregulation eine große Bedeutung. Dazu gehören auch die in praktisch allen Nahrungsmitteln in mehr oder weniger großer Menge vorkommenden Aminosäuren. Ob wir mehr Fett ansetzen oder schlank bleiben wird im Wesentlichen von den Hormonen bestimmt. Und hier liegt auch der Schlüssel zum Abnehmen: Durch eine gezielte Zufuhr bestimmter Aminosäuren regen wir den Organismus an, ausreichend schlankmachende Hormone zu produzieren.

Ein Ungleichgewicht von Aminosäuren kann zur Drosselung der Eiweißsynthese und in Folge zu Müdigkeit, depressiver Stimmungslage, Konzentrationsschwierigkeiten und verminderter Immunabwehr führen. Depressive Stimmungen können durch ein optimiertes Aminosäuren-Präparat verringert werden. Dies zeigt eine wissenschaftliche Studie der Arbeitsgruppe rund um Prof. Dr. Jürgen Spona in Zusammenarbeit mit der Klinik für Psychiatrie der Medizinischen Universität Graz.

Konjugierte Linolsäure (CLA) wirkt fettabbauend

Hinter der Abkürzung CLA verbirgt sich eine Fettsäure, die der Mensch mit seiner täglichen Ernährung über Fleisch und Milchprodukte zu sich nimmt. Wichtig ist, dass keine Low-fat-Produkte darunter fallen; alle Produkte sollten ihren natürlichen Fettgehalt enthalten. Die empfohlene Tagesdosis ist ggf. infolge einer Nahrungsumstellung leicht zu erreichen.

Linolsäure soll nicht nur fettabbauend wirken, sondern gleichzeitig auch die Muskelmasse aufbauen. Inwieweit diese These zutrifft, muss sich jedoch noch durch Studien herausstellen.

Pyruvat

Pyruvat ist ein Stoffwechselprodukt, das beim Abbau von Zucker entsteht. Es kommt aber auch in Lebensmitteln wie Hülsenfrüchten, Vollkornbrot und Geflügel reichhaltig vor. Pyruvat erhöht den Abbau von Fett und bewirkt eine Gewichtsabnahme. Das zeigt eine Studie am American College of Sports Medicine, bei der die Probanden innerhalb von sechs Wochen bei einer kalorienbewussten und pyruvathaltigen Ernährung durchschnittlich 2,2 Kilogramm

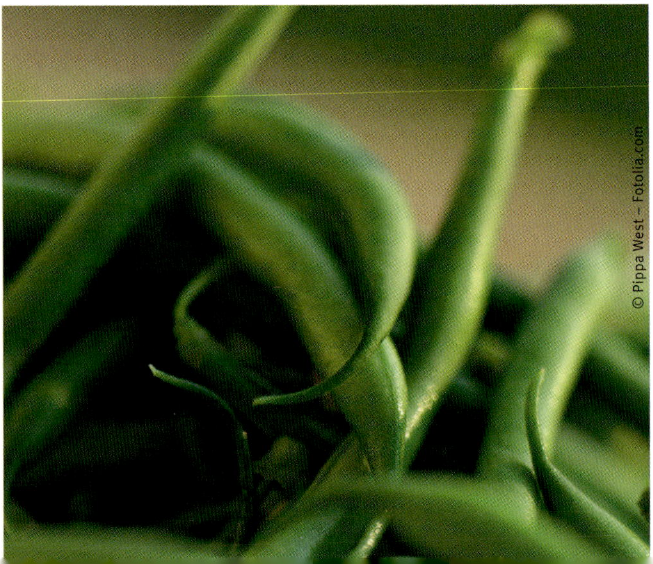

abgenommen haben. Diese Wirkung wird eventuell ähnlich wie bei den MCT-Fetten (Fette mit mittelkettigen Fettsäuren) durch eine Steigerung der Thermogenese erzielt. Weiterer positiver Nebeneffekt: der Abbau von körpereigenem Eiweiß während einer Gewichtsreduktion soll durch Pyruvat vermindert werden.

L-Carnitin – ohne könnte gar kein Fett verbrannt werden

L-Carnitin ist ein vitaminähnlicher Wirkstoff, der vom Körper selbst gebildet und teilweise durch die Nahrung, besonders durch den Verzehr von Fleisch, aufgenommen wird. Die Eigenproduktion ist vom ausreichenden Vorhandensein von Vitamin C und B6, Eisen und Niacin abhängig.

L-Carnitin ist ein echter Fatburner. Ohne diese körpereigene Substanz ist es überhaupt nicht möglich, Fett in den Zellkraftwerken zu verbrennen. Aber Fett wird natürlich nur verbrannt, wenn Energie oder Wärme benötigt wird.

Normalerweise produziert der menschliche Organismus ausreichend L-Carnitin. Ist aber der Bedarf erhöht oder wird im Rahmen einer Ernährungsumstellung oder Diät zu wenig davon zugeführt, kann es zu einer suboptimalen L-Carnitin-Versorgung kommen.

Die effektivsten Fatburner Lebensmittel

Viele Lebensmittel und deren Bestandteile wirken ganz natürlich als Fatburner.

Fatburner	Beispiele
Obst	Apfel, Banane, Birne, Beeren, Zitrusfrüchte, Papaya
Gemüse	Artischocke, Chicorée, Kohl, Möhren, Brokkoli, Sellerie, Lauch, Spargel, Tomate, Algen, Kräuter
Hülsenfrüchte	Erbsen, Bohnen, Linsen
Milch und Milchprodukte	Magermilch, Joghurt, Molke, Buttermilch, Schichtkäse, körniger Frischkäse, Kefir, Harzer Käse, Romadur, Mozzarella, Feta, Tilsiter, Parmesan, Ziegenkäse
Fisch und Meeresfrüchte	Kabeljau, Tintenfisch, Flussbarsch, Seelachs, Languste, Austern, Miesmuscheln, Thunfisch in Wasser, Forelle, Scholle, Hummer, Garnelen
Fleisch und Geflügel	Putenbrust, Kalbsfilet, Rinderleber, Hase, Rehrücken, Roastbeef, Schinken gekocht ohne Fettrand
Getreide und Getreideprodukte	Roggenbrot, Vollkornbrot, Knäckebrot, Buchweizen, Naturreis, Grünkern, Hartweizengrieß
Gewürze	Chili, Zimt, Vanille
Getränke	Kalziumreiches Mineralwasser, Kaffee, grüner Tee
Sonstiges	Sojaprodukte (z. B. Tofu), Hühnerei

Obst

Bei Obst können Sie getrost zugreifen, denn Obst liefert ausreichend Vital- und Ballaststoffe und hat selbst kaum Kalorien.

Unreife Bananen

Bananen, die nicht ganz reif sind, enthalten einen speziellen Fatburner. Das ist die sogenannte resistente Stärke, die auch in Kartoffeln ist – also ein echtes Schlankfood.

Grapefruits

Grapefruits enthalten Bitterstoffe, die zur Gruppe der sekundären Pflanzenstoffe gehören und in der Lage sind, die Fettverbrennung zu steigern. Substanzen, die beim Abnehmen helfen.

Papaya

Diese vitamin- und mineralstoffreiche Exotin liefert jede Menge Enzyme, und die kommen unserem Stoffwechsel als echte Fatburner zugute.

Zitrusfrüchte

Zitronen & Co. sind die Fatburnern unter den Früchten. Denn sie liefern nicht nur den Fettkiller Vitamin C, sondern auch jede Menge Pflanzenstoffe.

Gemüse

Nicht umsonst gilt Gemüse als „Allheilmittel“, denn es enthält Ballast-, Vital- und sekundäre Pflanzeninhaltsstoffe. Von Gemüse sollten Sie täglich ein Kilogramm essen.

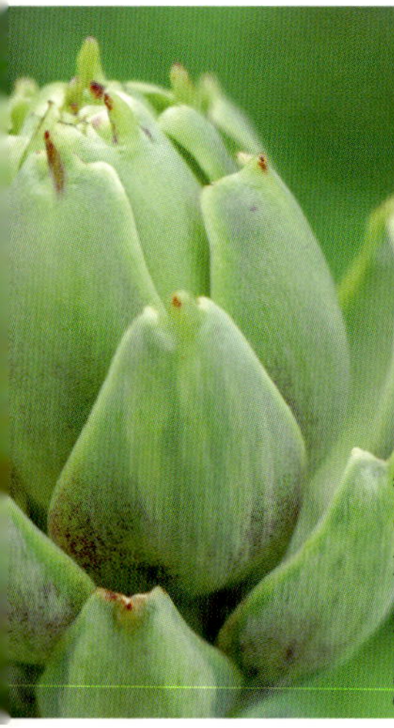

© Paweł Burgiel – Fotolia.com

Artischocken

Der in der Artischocke enthaltene Wirkstoff Cynarin hilft der Leber bei der Entgiftung und die Artischocken-Substanzen fördern die Fettverdauung. Außerdem senkt dieser Wirkstoff den Cholesterinspiegel im Blut und beugt der Arteriosklerose vor.

Chicorée

Der Bitterstoff Intybin, der in diesem Gemüse enthalten ist, kurbelt die Verdauung und den Stoffwechsel an. Auch das Vitamin C, Kalzium, Magnesium, Eisen und Kalium sorgen dafür, dass Fettzellen verbrennen.

Kohl

Alle Kohlsorten liefern Eiweiß, wenig Kohlenhydrate und kaum Kalorien. Dafür machen sie so richtig satt.

Algen

In den asiatischen Ländern gehören Algen zu den wichtigen Gemüsesorten. Algen sind gesund, denn sie liefern nicht nur reichlich sättigende Ballaststoffe, sie sind auch ein Vitalstoffquell. Besonders wichtig ist, dass Algen, die aus dem Meer stammen, größere Mengen Jod enthalten. Viele Übergewichtige nehmen zu wenig Jod auf und haben dadurch eine Schilddrüsenunterfunktion, was oft zur Gewichtszunahme führt.

Hülsenfrüchte

Erbsen, Linsen und Bohnen enthalten jede Menge Ballaststoffe, pflanzliches Eiweiß, Mineralstoffe und Vitamine, die bei der effektiven Fettverbrennung helfen.

Milch und Milchprodukte

Milchprodukte

Die sollten täglich auf dem Speiseplan stehen, denn sie liefern das wichtige Kalzium, das bei der Fettverbrennung hilft. Aber wählen Sie lieber Magermilchprodukte.

Harzer Käse

Harzer Käse ist extrem arm an Fett und dafür reich an Eiweiß sowie stoffwechselaktivierenden Vitalstoffen. Er beugt damit dem Abbau von Muskulatur, quälendem Hunger und einer übermäßigen Kalorienbelastung vor. Zudem ist Harzer Käse reich an lebenswichtigen Mikronährstoffen. Eine Portion davon deckt bereits ein Viertel des Kalziumbedarfs. Darüber hinaus enthält Harzer Käse reichlich Vitamin B12, das den Stoffwechsel aktiviert.

Fisch und Meeresfrüchte

Das Eiweiß im Fisch hilft effektiv bei der Fettverbrennung. Außerdem liefert Fisch eine Aminosäure, aus der der Körper das Schlank-Hormon Dopamin und Noradrenalin herstellt. Krebs, Garnelen und Krabben versorgen den Körper mit viel Eiweiß und nur wenig Fett. Zusätzlich putzen Fischöle die Blutgefäße, schützen vor Blutgerinnsel und somit auch vor Herzinfarkt, sie stärken die Nerven und bewahren die Haut vor Krankheiten wie Neurodermitis.

Fleisch und Geflügel

Fleisch als wertvoller Eiweiß- und Eisenlieferant zählt zu den Fatburnern. Allerdings sollten Sie nur mageres Fleisch in kleinen Mengen zu sich nehmen. Von der Wurst sollten

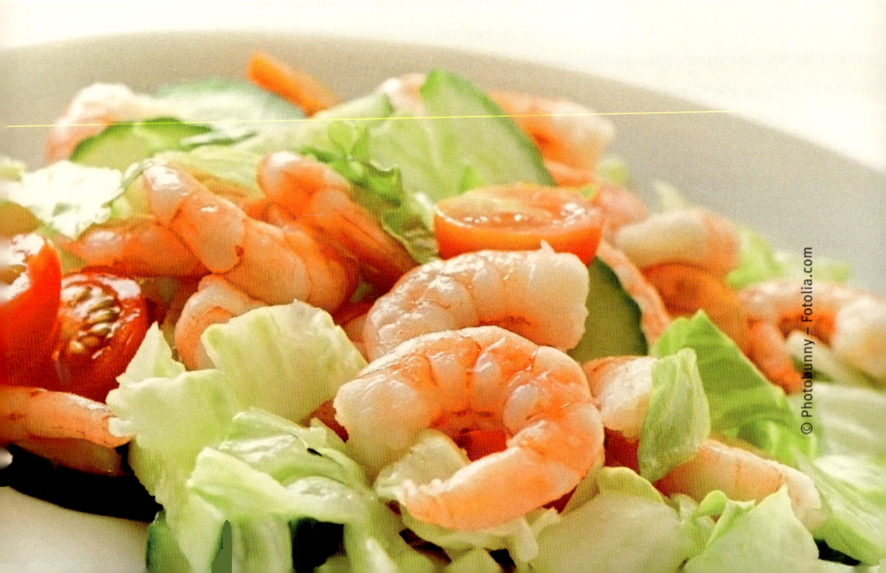

Sie am besten ganz die Finger lassen. Bevorzugen Sie beim Geflügel nur die mageren Sorten.

Getreide und Getreideprodukte

Die meisten Beilagen haben viele Kohlenhydrate mit einem hohen glykämischen Index. Als Alternative zu Weißbrot und Instantreis sollten Sie immer auf Vollkornbrot und Naturreis zurückgreifen.

Gewürze

Chili & Co.

Die „Scharfmacher" aus Paprika und Chili fördern den Fettabbau durch die Mobilisierung von Fettreserven. Sie heizen dem Körper so richtig ein, führen zu einer besseren Durchblutung und verbrennen Kalorien. Verantwortlich für diesen Effekt ist das Capsaicin, das in Paprikafrüchten vorkommt. Ideale Capsaicinlieferanten sind Tabasco, Chilischoten und andere scharfe Gewürze.

Zimt

Zimt enthält Aromastoffe, die den Blutzuckerspiegel, die Blutfette und das LDL-Cholesterin (das sogenannte böse Cholesterin, das Gefäßverkalkung begünstigt) senken und damit den Heißhunger auf Süßes bekämpfen. Diabetiker können mit Zimt ihren Blutzuckerspiegel um bis zu 30 Prozent senken. Eine Prise Zimt im Kaffee oder Essen reicht da schon aus.

Getränke

Kalziumreiches Mineralwasser

Viel trinken ist gesund – aber wussten Sie, dass Sie durch das Trinken von täglich zwei Liter kaltem Tafel- oder Mineralwasser auch die Fettverbrennung anregen und Ihr Energiebedarf um bis zu 100 Kilokalorien ansteigt. Das bedeutet auf das Jahr hochgerechnet einen zusätzlichen Energiebedarf von atemberaubenden 36 500 Kilokalorien – das entspricht dem Energiegehalt von mindestens fünf Kilogramm Körperfett. Wenn Sie das Wasser vor den Mahlzeiten trinken, rufen Sie eine Vorsättigung hervor, die Sie bei der Mahlzeit weniger stark zuschlagen lässt. Noch deutlicher ausgeprägt ist der Effekt, wenn Sie kohlensäurereiches Mineralwasser trinken. Trinken Sie grundsätzlich Mineralwasser mit einem Kalziumgehalt von mehr als 150 mg Kalzium pro Liter.

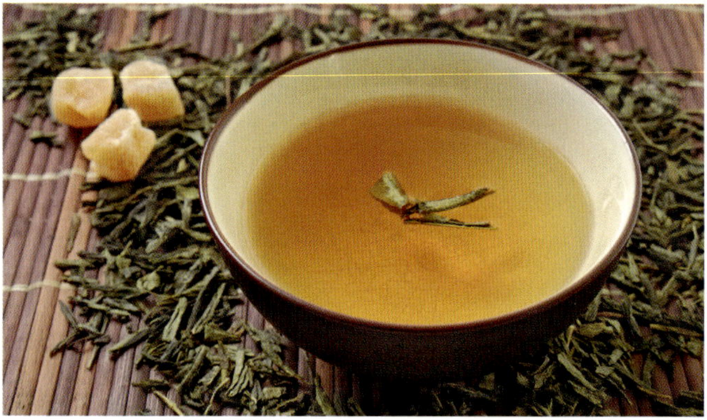

Grüner Tee

Die Inhaltsstoffe des grünen Tees regen sowohl den Stoffwechsel an als auch den Geist: Mineralstoffe wie Kalzium, Fluor, Eisen, Natrium und Magnesium, Vitamine und sekundäre Pflanzenstoffe machen den grünen Tee zu einer richtigen Medizin.

Sonstiges

Männer brauchen Eier

Testosteron steht in direktem Zusammenhang mit dem Ausbildungsgrad des männlichen Bauches. Durch die Gabe von Testosteron lässt sich bei älteren Männern der Bauch deutlich verringern und damit auch das Risiko einer Herz-Kreislauf-Erkrankung. Die Vorstufe des Testosterons, das Cholesterin, ist reichlich in Eiern enthalten. Deshalb sollten Männer ab 50 Jahren mindestens ein Ei täglich essen, um die Ausgangssubstanz für das Cholesterin in ausreichender Menge aufzunehmen.

Soja macht schlank

Die asiatische Wunderpflanze Soja ist eine wichtige Pflanze für Übergewichtige. Sojabohnen sind sehr fettarm, enthalten wertvolle Ballaststoffe und reichlich stoffwechselaktivierende Vitalstoffe. Zudem sind Sojabohnen für Frauen von besonderer Wichtigkeit. Statistisch nehmen Frauen besonders stark mit dem Einsetzen der Wechseljahre zu. Die hormonellen Veränderungen und die psychischen

Schwankungen führen bei fast allen Frauen zu einer Gewichtszunahme. Die in Soja enthaltenen Phytoöstrogene können dem entgegenwirken.

Fatburner Bewegung

Eine gesunde Ernährung reicht nicht aus, um dauerhaft sein Idealgewicht zu halten. Deshalb: bringen Sie mehr Bewegung in Ihren Alltag. Auch die hilft, Kalorien abzubauen. Außerdem hält sie unsere Gelenke und Muskulatur fit.

Staubsaugen und Co. sind prima Fatburner

Bewegung ist alles für eine schlanke Linie. Aber keine Angst, damit sind nicht nur Sport und Fitnesstraining gemeint. Vielmehr ist es wichtig, Bewegung in den Alltag zu bringen; so kann auch Haus- oder Gartenarbeit sowohl schweißtreibend als auch kalorienkillend sein. Die Alltagsarbeit kann bei vielen Menschen sogar sportliche Aktivitäten im Fitnessstudio fast ersetzen. Alltagsarbeit beginnt dort, wo die Maschinen und Hilfsmittel, die unsere Großmütter und Großväter noch nicht hatten, anfangen. Beginnen Sie damit, einfach regelmäßig eine Etage höher die Treppen emporzusteigen. Dann kommen viele Kalorien zusammen. Meiden Sie Rolltreppen und Aufzüge – steigen Sie für Ihre Figur lieber Treppen. Lassen Sie das Auto stehen und benutzen Sie das Fahrrad.

Nutzen Sie alltägliche Aktivitäten als effektiven Fatburner, der nichts kostet, aber viel bringt.

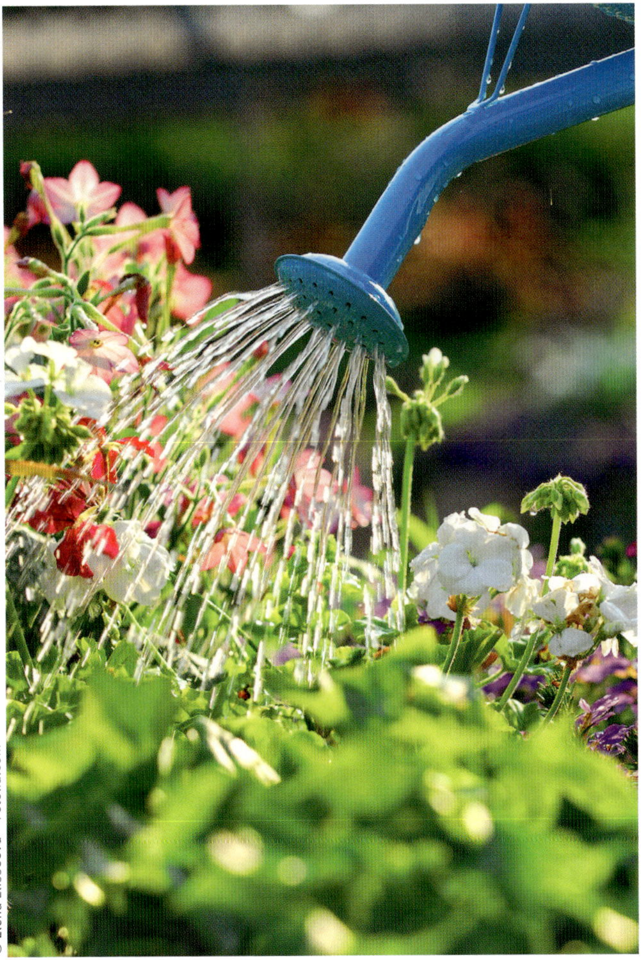

© Elena Elisseeva – Fotolia.com

So verbrauchen Sie spielend Kalorien „nebenbei“

Tätigkeit	Kalorienverbrauch pro 10 Minuten
Bügeln	18
Aufräumen	30
Betten beziehen	35
Fenster putzen	40
Leichte Gymnastik	40
Boden schrubben	45
Auto waschen	55
Rasen mähen	55
Gartenarbeit	60
Spazieren gehen	60
Möbel umstellen	70
Holz hacken	75
Treppen steigen	130

Energieverbrauch durch Bewegung leicht steigern

Schon innerhalb von 30 Minuten verbraucht Ihr Körper reichlich Energie und baut dabei natürlich auch Fett aus den Fettzellen ab. Vergessen Sie nicht, der Körper verbraucht bei jeder Aktivität auch Fett. Je mehr sich Ihre Muskeln bewegen, desto größer ist der Verbrauch. Sagen Sie nicht „Die paar Kalorien lohnen sich ja doch nicht!“. Das ist falsch. Rechnen Sie diese Zahlen auf ein Jahr hoch. Wenn Sie beispielsweise ab sofort jeden zweiten Tag 30 Minuten gemütlich Fahrrad fahren, verbrauchen Sie innerhalb eines Jahres atemberaubende 16 425 Kilokalorien zusätzlich. Das ist der

Energiegehalt von fast 2,5 Kilogramm Fettgewebe, das Sie abbauen, wenn Sie den Fatburner Radfahren nutzen. Wenn Sie sogar jeden Tag zusätzlich zur bisherigen Aktivität 30 Minuten zügig Rad fahren, nehmen Sie zehn (!) Kilogramm reines Fettgewebe ab. Schon durchbrechen Sie den Teufelskreis der Hormon- und Botenstoffproduktion der Fettzellen. Hunger und Appetit bleiben aus, und Ihr Körper kommt wieder zur Ruhe.

WICHTIG ZU WISSEN!

Eine kurze Pause erhöht die Fettverbrennung beim Sport

Wenn Sie tatsächlich Sport machen möchten, um die Effektivität Ihrer Fatburner-Ernährungs- und Lebensweise zu erhöhen, müssen Sie auf einige Punkte achten: Wenige längere Sportübungen verbrennen mehr Fett als mehrere kurze. Das ist bekannt. Neu ist: Wird eine Übungsstunde 15 Minuten unterbrochen, steigt die Fettverbrennung.

Fatburner Entspannung

Aber Fatburner stammen nicht nur aus unserer Ernährung und den Lebensmitteln. Es gibt auch „psychische Fatburner“. Wussten Sie, dass autogenes Training die Effektivität einer Gewichtsreduktion deutlich verbessert? Eine Studie am Universitätsklinikum Aachen zeigte, dass Übergewichtige unter autogenem Training zwei Kilogramm mehr abnahmen als Übergewichtige, die nur kalorieneingeschränkt essen und trinken sowie mehr Bewegung in den Alltag einbauen. Bewegung ist auf jeden Fall immer gut und gesund. Aber die nötige Entspannung hilft ebenfalls beim Fatburning.

Der beste „Fatburner“: Das ehrlich geführte Ernährungstagebuch

„Von nix kommt nix“ und „Jedes Pfund geht durch den Mund“ – diese Sprüche haben einen wahren Kern. Außenstehende schmunzeln oft, wenn abnehmwillige Menschen seufzen „Ich esse doch so wenig!“. Doch der eigene Blick auf die Essgewohnheiten ist eben manchmal ein arger Zerrspiegel.

Dagegen kann ein Esstagebuch helfen: Eine Woche lang aufschreiben, was man gegessen und getrunken hat, aber wirklich jeden Krümel, jeden Schluck! Auch die Reste beim Tischabräumen und die Esslöffel Bratensoße, die beim Abschmecken „nur probiert” wurden. Im Gedächtnis haften bleibt tatsächlich oft nur das Brötchen am Morgen, das Süppchen zu Mittag und das belegte Brot am Abend. Vergessen die Snacks zwischendurch und zucker-

Ein Esstagebuch hilft, die Ursachen für das „Abnehmversagen” aufzudecken und kann der Auftakt zur dringend nötigen Essreform sein.

haltige Getränke sowieso. Oft hilft schon das Aufschreiben, einige „Esssünden“ gar nicht erst zu begehen.

WICHTIG ZU WISSEN!

Die wichtigsten Regeln für die Fatburning-Ernährungsweise

Eine Fatburner-Ernährungsweise macht jede Diät überflüssig. Sie müssen nur einige einfache Regeln in Ihren Tagesablauf einbauen und schon haben Sie keine Probleme mehr mit den Pfunden.

Für die Mahlzeiten gilt:

- Täglich drei sättigende Mahlzeiten – Frühstück nicht vergessen
- Geregelte Mahlzeiten
- Meiden von Snacks und Zwischenmahlzeiten
- Keine reinen Kohlenhydratmahlzeiten
- In jeder Mahlzeit süße und deftige Komponenten
- Mit ballaststoffreichen Lebensmitteln bei jeder Mahlzeit beginnen
- In jeder Mahlzeit Fatburner
- Vor jeder Mahlzeit ein Glas kaltes kohlensäurereiches Mineralwasser
- Nach jeder Mahlzeit eine Tasse Espresso
- Proteinreiches Abendessen
- Meiden von Fast Food und Fertiggerichten

Die besten Tipps und Tricks für ein schlankes Leben

Die Gewichtsentwicklung wird natürlich nicht nur durch Fatburner, Entspannung und Alltagsbewegung ermöglicht. Wichtig sind auch konkrete und alltagstaugliche Tipps und Tricks, wie Sie mit Ihrer neuen Fatburner-Ernährungsweise zurecht kommen. Wenn Sie diese Tipps einhalten und die Tricks anwenden, werden Sie sich wundern, wie einfach es ist, sein Ernährungsverhalten umzustellen.

Gesundes Essen, das die Gesundheit fördert, das Gewicht reduziert und Krankheiten vorbeugt, ist mehr als ein veränderter Nahrungsplan. Es ist eine Lebenseinstellung. Wie gehen Sie mit sich und Ihrem Leben um? Stehen Ihre Gesundheit und Ihr Ziel, Ihr Gewicht zu reduzieren, an oberster Stelle oder sind es die vielen Schlemmereien und Versuchungen, von denen Sie sich immer wieder aufs Neue von Ihrem Weg zum Ziel abbringen lassen? Wenn Sie das klare Ziel haben, weniger zu wiegen, einen gesunden Körper zu haben, in dem Sie sich wohler fühlen und glücklich sein können, dann entschließen Sie sich mit aller Konsequenz dafür. Dann können Sie Ihr Ziel erreichen.

Und seien Sie immer ehrlich mit sich selbst. Schauen Sie genau hin und schreiben Sie auf, was Sie in welchen Mengen am Tag essen. Auch wenn Sie sich all Ihre Schlemmereien zwischendurch nicht eingestehen, Ihr Bauch merkt es!

Im Folgenden finden Sie viele hilfreiche Tipps, die Sie auf Ihrem Weg unterstützen und Ihnen im Alltag wertvolle Hilfe sind.

Das richtige Einkaufen

Eine gesunde Ernährungsweise beginnt bereits beim Einkaufen der Lebensmittel und bei deren Lagerung.

Um eine Übersicht darüber zu haben, wie viel Sie wovon essen, können Sie sich einen Wochenplan machen. So können Sie auf einfache Weise wichtige, gesunde Nahrungsmittel in der Woche einkaufen. Denken Sie daran, dass es am einfachsten ist, sich gesund zu ernähren, wenn nur gesunde Lebensmittel in der Wohnung sind. Kalorienreiche Snacks, Fertigprodukte, Süßigkeiten sollten Sie gar nicht erst einkaufen und horten. So verringern Sie die Gefahr, andauernd der Verlockung zu erliegen und zuzugreifen.

Kaufen Sie Obst und Gemüse in kleinen Mengen, dann bleiben sie länger frisch. Kaufen Sie diese Lebensmittel lieber häufiger nach. Auch Tiefkühlware hält die Nährstoffe frisch und kann gut und über einen längeren Zeitraum aufbewahrt werden.

Bevor Sie sich auf den Weg zum Supermarkt oder Wochenmarkt machen, schreiben Sie einen Einkaufszettel. Auf diese Weise sparen Sie beim Einkaufen viel Zeit, da Sie nicht lange überlegen und suchen müssen. Zudem landet nur das in Ihrem Einkaufswagen, was Sie auch wirklich brauchen und einkaufen wollen. Das spart viel Geld.

Vor allem: gehen Sie nicht hungrig einkaufen! Die Verlockungen aus den Supermarktregalen sind um einiges größer, wenn Ihr Magen knurrt. Außerdem wird es schwer, ihnen zu widerstehen. Setzen Sie sich diesem Stress gar nicht erst aus.

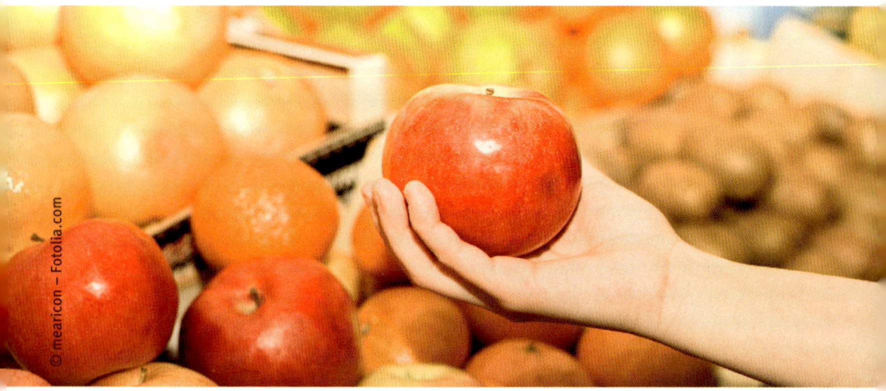

Allgemeine Tipps beim Essen

Essen Sie langsam. Das schafft nicht nur mehr Genuss. Da das Sättigungsgefühl erst nach etwa 15 bis 20 Minuten eintritt, wird bei schnellem Esstempo das Gefühl der Sättigung „überholt" und nicht wahrgenommen. Sie füllen eine viel zu große Menge in sich hinein, da das Sättigungsgefühl noch nicht eingetreten ist. Wenn Sie langsam und bewusst essen, merken Sie, wann Sie satt sind.

Achten Sie auf das Essen zwischendurch. Schreiben Sie eine Woche lang nur das auf, was Sie zwischen und nach den drei Hauptmahlzeiten „naschen" – Sie werden erstaunt sein, was da alles zusammenkommt!

Selbst kochen ist die beste Möglichkeit, genau zu wissen, was auf den Teller kommt. Vor allem in Phasen der Ernährungsumstellung ist das von Vorteil. Gesundes Kochen ist nicht schwer. Dämpfen, dünsten, im Wok braten oder grillen spart Fett sowie Kalorien und schont die Nährwerte der Lebensmittel. Vermeiden Sie fettreiche Zubereitungsarten wie Frittieren, Panieren, in Öl einlegen oder langes Braten. Garen Sie Gemüse in wenig Wasser.

Generell gilt:
Essen Sie sich satt mit gesunden Nahrungsmitteln. Hungern Sie nicht, sondern lernen Sie, sich gesund zu ernähren.

Essen im Alltag

Mahlzeiten finden im ansonsten streng strukturierten Alltag meistens nicht zu festen Zeiten statt. Zwischen zwei Terminen wird gerne ein Zwischenstopp vor dem Kühlschrank oder an der Imbissbude eingelegt. So finden auch kaum noch gemeinsame Mahlzeiten mit der Familie oder Freunden statt. Jeder isst dann, wenn er Hunger und vor allem, wenn er Zeit hat. Oft wird dann das gegessen, was gerade da ist oder schnell zubereitet werden kann. Zu den Folgen einer unregelmäßigen Ernährung zählen nicht selten auch Heißhungerattacken, die dann schnell mit ungesunder Kost bekämpft werden. Deshalb: Essen Sie regelmäßig! Drei Hauptmahlzeiten am Tag – Frühstück, Mittagessen und Abendessen –, so verhindern Sie Heißhungerattacken, da Sie den Blutzuckerspiegel konstant halten.

Regelmäßige Mahlzeiten beugen Heißhungerattacken vor!

Essen Sie bei Ihren Mahlzeiten nur so viel, dass Ihr Hunger gestillt ist. Denn auch wenn sich ausschließlich gesunde Lebensmittel auf Ihrem Teller befinden – auch diese enthalten Kalorien. Wenn Sie aber nicht vor einem augenscheinlich frustrierend leeren Teller sitzen und nur auf eine kleine Mahlzeit schauen wollen, nutzen Sie doch einen kleineren Teller – diesen können Sie reinen Gewissens vollständig beladen und anschließend leeren.

Frühstück

Das Frühstück ist ein wichtiger Start in den Tag, denn mit der richtigen Ernährung am Morgen wird die Konzentrations- und Leistungsfähigkeit gesteigert. Das Frühstück kurbelt den Stoffwechsel an und füllt die aufgebrauchten Energievorräte. Regelmäßiges Frühstücken hilft, das Gewicht zu halten. Der erste Appetit des Tages ist gestillt und kann so später besser im Zaum gehalten werden, da es nicht zu den gefürchteten Heißhungerattacken kommt. Wer nicht frühstückt, riskiert spätestens gegen Mittag eine Heißhungerattacke, die dann meist zu große Portionen mit vielen Kalorien zur Folge hat.

Das Frühstück sollte 30 Prozent der Tageskalorien ausmachen.

Die meisten Menschen essen zum Frühstück eine Mischung aus Süßem und Fettigem – Schokocroissant oder mit Butter bestrichene Toasts mit Salami. Da kommen viele Kalorien zusammen, und es macht scheinbar satt. Scheinbar, denn das Sättigungsgefühl hält nicht lange vor. Bereits kurze Zeit später meldet sich das Hungergefühl wieder, was dann oft mit weiteren süßen oder fettigen Snacks bekämpft wird. Besser ist ein Frühstück, das mit wenigen Kalorien dennoch gut sättigt. Dafür brauchen Sie ein Frühstück mit vielen Ballaststoffen, hochwertigen Kohlenhydraten und Proteinen. Dies können sein: ein Obstsalat, ein Vollkornmüsli mit Milch oder Joghurt, Vollkornbrötchen mit Hüttenkäse, ungesüßter Tee und ein Ei.

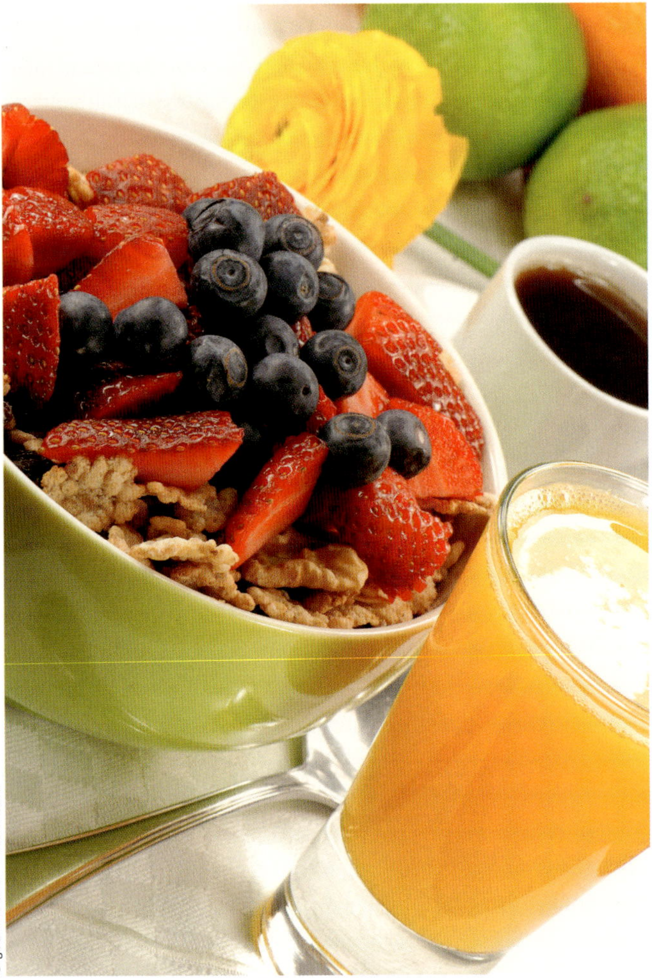

Wenn Sie morgens noch keinen Bissen essen können, keinen Appetit haben oder die Zeit mal wieder drängt, so sollten Sie zumindest etwas trinken und Ihr Frühstück später einnehmen. Als Getränk bietet sich ein kohlensäurehaltiges Wasser an, da es den Kreislauf anregt. Ebenso eignen sich auch folgende Getränke als gute Basis für den Tag:

- Kaffee mit fettarmer Milch, denn das Koffein verbessert die Durchblutung sowie die Konzentrationsfähigkeit und Milch macht satt.
- Cappuccino, Latte macchiato und Espresso machen Sie langsam, aber sicher wach. Das in ihnen enthaltene Koffein wirkt langsamer, aber stetiger als in herkömmlichem Kaffee. Zudem ist der Espresso magenverträglicher.
- Schwarzer und grüner Tee enthalten ebenfalls den Muntermacher Koffein.
- Kräuter-, Früchte-, Rotbusch- und Fencheltee beruhigen den Magen und Darm. Rotbusch enthält außerdem wertvolle Antioxidantien.
- Milch und Milchmixgetränke enthalten hochwertiges Eiweiß, das für den Muskelaufbau wichtig ist. Außerdem sind sie gute Kalziumquellen. Achten Sie auf fettreduzierte Milchgetränke – sie schmecken ebenso gut, enthalten jedoch deutlich weniger Kalorien und liegen daher nicht so schwer auf den Hüften.
- Auch Fruchtsäfte lassen den Tag frisch beginnen. Sie liefern eine extra Portion Vitamine und Mineralstoffe. Jedoch enthalten sie aufgrund des Fruchtgehalts verstärkt Zucker.

Das ideale Frühstück besteht aus Getreideprodukten oder Vollkornbrot kombiniert mit frischem Obst und mageren Milchprodukten. Ein Müsli mit einem mageren Joghurt und einer dazu geschnittenen Banane oder ein getoastetes Vollkornbrot mit Harzer Käse, dazu etwas Obst und einen Kaffee mit Milch. Verwenden Sie zuckerfreies Müsli. Bei Bedarf können Sie es mit selbst gemachtem Püree aus Beeren oder mit einem halben Teelöffel Honig süßen. Auch wenn Sie etwas Obst dazugeben, wird Ihr Müsli süßer.

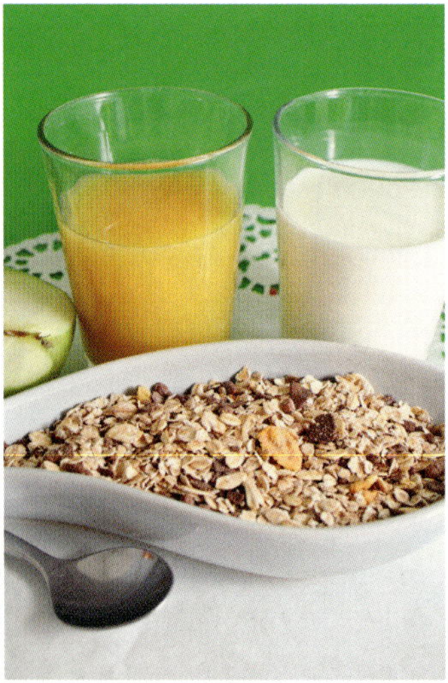

Greifen Sie beim Marmeladenbrot zu Magerquark oder fettreduziertem Frischkäse als Alternative zu Butter oder Margarine.

Frühsportler sollten vor dem Sport nur ein Glas Apfelschorle oder Mineralwasser trinken oder eine Banane essen. Das richtige Frühstück können Sie dann später nachholen.

Mittagessen

Gerade mittags muss das Essen oft schnell gehen. Doch die meisten raschen Sattmacher bestehen aus viel Fett, leicht verdaulichen Kohlenhydraten und vielen Kalorien. Oft wird bei schnellem Essen mehr als nötig gegessen. Denn schnelles Essen lässt das Sättigungsgefühl erst verzögert einsetzen – und es hält nicht lange vor, da der Blutzuckerspiegel zu schnell in die Höhe gepuscht wird, um dann rasant wieder sehr tief zu sinken. Die Folge davon sind Heißhungerattacken, Verdauungsprobleme und die unerfreuliche Gewichtszunahme. Daher sollten Sie Ihre Mittagspause und Ihre Mahlzeit ernst nehmen und sich Zeit zum Essen gönnen, trotz Stress oder besonders bei Stress.

Verlassen Sie in der Pause Ihr Büro, Ihren Arbeitsplatz, und gehen Sie raus an die frische Luft. Wichtig ist, dass Sie mittags etwas essen: Ohne Essen wartet das „Mittagstief" mit Sicherheit auf Sie. Zu langes Herausschieben des Mittagessens führt zu Heißhunger spätestens am Nachmittag – und dann oft zum Griff auf Süßigkeiten.

Ohne Mittagessen entsteht über kurz oder lang ein „Mittagstief".

Auch beim Mittagessen gibt es ein paar Tricks – unabhängig davon, ob Sie selbst kochen, in die Kantine oder in ein Restaurant gehen. Generell gilt, dass Fett schwer im Magen liegt und müde macht. Daher sollten Sie mittags lieber auf ballaststoffreiche Lebensmittel zurückgreifen, wie zum Beispiel Vollkornreis oder -nudeln. Ebenso eignen sich mittags Hülsenfrüchte, also Erbsen, Bohnen und Linsen sowie

Obst oder Lebensmittel mit einem hohen Eiweißgehalt. Denn Ballaststoffe sind gut für die Verdauung und die Sättigung und halten lange vor. Ihr Blutzuckerspiegel steigt nur langsam an. Der Vitamin- und Nährstoffgehalt ballaststoffreicher Lebensmittel steht in einem günstigen Verhältnis zu den Kalorien – viele gesunde Inhaltsstoffe und dabei wenig überflüssige Kalorien.

Salate sind ideale Fitmacher, sie sind reich an Vitaminen und Mineralstoffen. Anstelle eines cremigen Dressings entscheiden Sie sich lieber für ein Vinaigrettedressing auf Essig-Öl-Basis. Kombinieren Sie Gemüse mit magerem Fleisch oder Fisch. Geflügel ist sehr mager, kalorienarm wird es, wenn Sie von Ente, Gans, Huhn oder Pute die Haut nicht mitessen. Schneiden Sie sichtbares Fett von dem Fleisch ab, egal ob zu Hause oder in einem Restaurant. Vor allem beim rohen Schinken gibt es meist einen breiten Fettrand – entfernen Sie ihn vor dem Essen.

Beim Fisch können Sie wenig falsch machen, denn es gibt ein großes Angebot an fettarmen Fischsorten. Dazu zählen Hecht, Barsch, Flunder, Kabeljau, Lotte, Schellfisch, Scholle, Seelachs, Zander, Forelle, Dorsch. Fettreicher hingegen sind Hering, Thunfisch, Sprotten, Makrele, Lachs. Diese Fischsorten sollten seltener auf dem Speiseplan stehen. Doch auch diese Fische enthalten lebenswichtige Omega-3-Fettsäuren.

Würzen Sie Ihre Mahlzeit mit scharfen Gewürzen wie Ingwer, Chili oder Meerrettich. Sie geben nicht nur dem Essen eine besondere Note, sie sind auch gute Kalorienkiller. Ihr Gericht können Sie mit aromatischen Kräutern, die Körper und Geist anregen und die Verdauung erleichtern, schmackhaft und gesund abrunden.

Im Büro

Sollten Sie an Ihrer Arbeitsstelle keine Kantine haben, dann nehmen Sie sich etwas zu essen für Ihre Pause mit. Hier eignet sich als nährstoffhaltige, sättigende Mahlzeit ein Vollkornmüsli mit Obst und Joghurt. Oder auch ein Sattmacher-Salat mit geraspeltem Gemüse, Hülsenfrüchten, Getreide, Ei, Thunfisch, Hühnerbrust oder Krabben – Vegetarier nehmen stattdessen Nüsse.

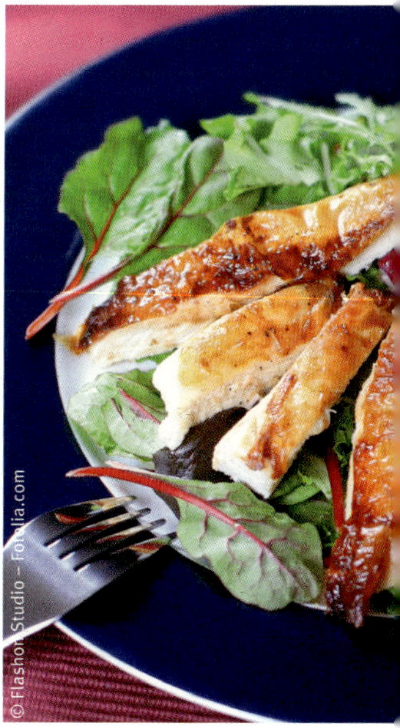
© Flashon Studio – Fotolia.com

Etwas Warmes, was gut mitgenommen werden kann, ist eine Gemüsesuppe. Sie können sie vorkochen und in einer Mikrowelle erhitzen. Dazu passt als sättigende Einlage Pesto, Parmesan oder auch etwas mageres Fleisch. Süßliebhaber können sich einen Milchreis mit Obst oder eine Quarkspeise mit Früchten mitnehmen.

Im Restaurant

Auch im Restaurant können Sie Ihrer gesunden Ernährungsweise treu bleiben, indem Sie den Blick auf die Speisekarte schärfen und klug zwischen den Angeboten wählen. Bestellen Sie Salate, Wok-Gemüse oder Gemüsesuppen. Gesunde Beilagen sind Pellkartoffeln, Naturreis oder Vollkornnudeln, denn sie sind ballaststoffreich und gut bekömmlich. Essen Sie daher mit gutem Gewissen eine große Portion Gemüse und Salat und nur eine kleine Menge Fleisch und Soßen.

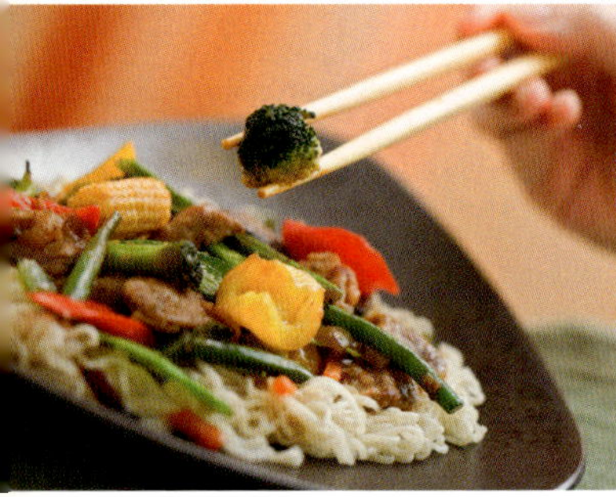

Trinken Sie keinen Alkohol, denn er verstärkt den Appetit, ist kalorienreich und macht müde, was für ein Gespräch immer kontraproduktiv ist und keinen guten Eindruck macht. Auch Menüs und Buffets sind Schlemmerfallen. Sie verlocken mit ihrem üppigen Angebot, sodass über die Sättigung hinaus gegessen wird.

Vermeiden Sie im Restaurant das angebotene Weißbrot mit Kräuterbutter. Mit jeder Scheibe liegen bereits 80 kcal und 3 g Fett auf Ihrem Teller.

Essen Sie vor dem Hauptgang einen Salat, oder trinken Sie ein Glas Mineralwasser. Ihr Magen ist dann bereits etwas gefüllt, und Sie werden leichter satt. Gehen Sie statt zum Griechen häufiger zum Asiaten essen. Eine Sushi-Mahlzeit enthält nur etwa 500 kcal und 5 bis 10 g Fett. Alternativ dazu hält die griechische Grillplatte mit 1 200 kcal und 35 g Fett dagegen.

Abendessen

Das Abendessen rundet Ihren Tag ab. Es sollte leicht verdaulich sein und Ihren Körper nicht belasten. Damit Ihr Schlaf erholsam ist, sollten Sie daher abends nichts Schweres mehr zu sich nehmen, das den Stoffwechsel unnötig belastet. Auch Anregendes gehört nicht auf den Abendbrottisch. Abends ist es wichtig, die Gesamtmenge des Kalorienbedarfs am Tag sowie deren Verbrauch erreicht zu haben. Dabei ist die Uhrzeit, wann Sie zu Abend essen, weniger entscheidend. Sollten Sie abends die Hauptmahlzeit einnehmen, essen Sie am besten zwei Stunden vor dem Schlafengehen, um das Einschlafen nicht zu stören.

Abends stehen Freizeit und Entspannung im Mittelpunkt, sodass die Disziplin beim Essen oft leidet und man sich gerne genussvoll gehen lässt. Einige Tipps unterstützen Ihre gesunde Ernährung.

Wenn Sie mittags warm gegessen haben, gibt es abends das „kalte" Abendessen. Der Klassiker ist sicherlich das belegte Brot. Greifen Sie zu Vollkornbrot, was getoastet richtig lecker schmeckt, und belegen Sie es wahlweise mit fettarmem Koch- und Bierschinken oder Geflügelwurst statt fettreicher Salami oder Streichwurst. Oder mit mageren Käsesorten oder mit Kräuterquark statt Vollrahmkäse.

Auch knackige Gurkenscheiben, Paprika, Tomatenscheiben sowie Rettich- oder Radieschenscheiben sind frische und abwechslungsreiche Alternativen. Zum Abendessen eignen sich auch ein leichter Salat, Gemüsequiche und -suppen, leichte Getreidetöpfe auf der Basis von Reis, Couscous oder Getreidegrützen sowie Pasta geschwenkt mit frisch gedünstetem Gemüse. All das ist bekömmlich und belastet nicht.

Zwischenmahlzeiten

Wichtig sind drei Hauptmahlzeiten am Tag, die den Blutzuckerspiegel konstant halten und dadurch den Körper regelmäßig mit Energie sowie wichtigen Inhaltsstoffen versorgen. Den Nahrungsbedarf über Zwischenmahlzeiten zu decken, birgt die Gefahr, den Überblick darüber zu verlieren, was alles während eines Tages gegessen wurde, sodass eine ausgewogene Balance wichtiger Nahrungsbausteine nicht möglich ist. Zudem gehören zu dem Häppchen zwischendurch gerne fettreiche Kalorienbom-

Gute Zwischenmahlzeiten sind Obst, Gemüse, ein kleiner Joghurt, Milchkaffee.

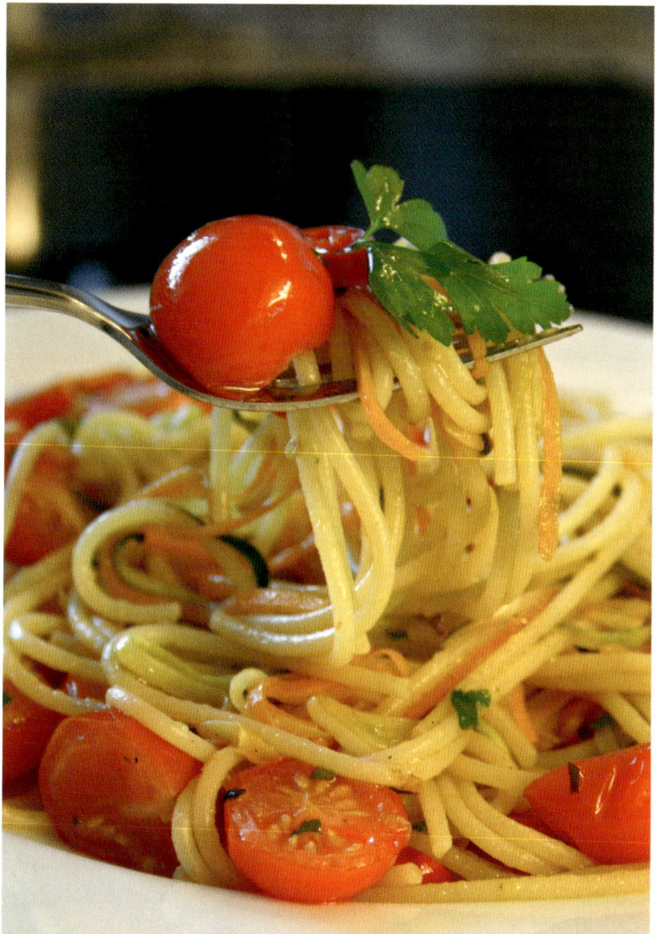

ben. Denn sie stillen schnell, aber leider nur kurzfristig den Hunger.

Sollten Sie mit drei Hauptmahlzeiten über den Tag verteilt nicht auskommen, so bauen Sie maximal zwei Zwischenmahlzeiten ein. Aber auch diese sollten nicht zum Schlemmen verführen, sondern bewusst gewählt sein: Obst und Gemüse sind nahezu fettfrei – Ausnahmen sind Avocado und Nüsse – und für Joghurt und Milch bietet Ihr Supermarkt gute fettreduzierte Produkte an.

Es ist völlig in Ordnung, mal etwas Süßes zu naschen. Nichts ist frustrierender als sich die Nascherei strickt zu verbieten.

Lagern Sie Süßigkeiten und Knabbersachen – wenn überhaupt – in Schubladen oder Schränken, sodass Sie sie nicht stets vor Augen haben und weniger leicht in Versuchung geraten. Am einfachsten ist es, Süßigkeiten gar nicht erst einzukaufen. Was nicht da ist, kann Sie auch nicht verführen. Schnibbeln Sie sich lieber für den gemütlichen Sofaabend Gemüsesticks aus Möhren, Paprika oder Staudensellerie. Kombiniert mit einem Dip aus Magerquark und Kräutern ist dies ein gesunder, kalorienärmerer Knabberspaß. Essen Sie niemals vor dem Fernseher oder dem PC. Sie sind abgelenkt und haben keine Kontrolle darüber, wie oft Sie bereits zugegriffen haben.

Lust auf Süßes? Gesunde Ernährung schließt Süßes nicht aus! Nur gibt es ein paar Dinge, die Sie beachten sollten, sodass Sie auch Süßes in Maßen genießen dürfen. Die gesündeste Süße steckt in frischem Obst, in Äpfeln, Bananen, Beeren, Melonen – je nach Saison. Daneben enthält Obst wertvolle Inhaltsstoffe und weniger Kalorien als Schokolade & Co. Süßen Sie Ihre Speisen weniger stark. Statt Zucker verwenden Sie etwas Honig oder Fruchtdicksäfte.

Hier können Sie zugreifen –
Gemüse und Obst sind sehr kalorienarm

Lebensmittel	kcal/100 g
Tomaten	17,4
Chicorée	17,2
Sellerie	16,7
Romanosalat	16,0
Spargel	16,0
Radieschen	14,6
Feldsalat frisch	14,3
Rettich	13,6
Eisbergsalat	13,1
Rhabarber	13,1
Papaya	12,9
Gurke	12,2
Gewürzgurken	12,0
Kopfsalat	11,7

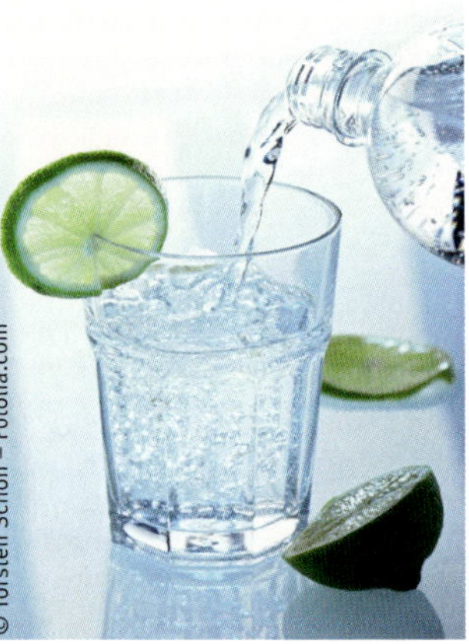
© Torsten Schon – Fotolia.com

Trinken

Achten Sie darauf, über den Tag verteilt genug zu trinken, denn regelmäßiges und ausreichendes Trinken ist ein wesentlicher Bestandteil einer gesunden Ernährung. Jeden Tag sollten Sie 1,5 bis zwei Liter trinken. Am besten sind Mineralwasser und ungesüßte Tees, da diese Getränke nicht noch mit weiteren Kalorien aufwarten.

Damit Sie das Trinken während Ihrer Arbeit nicht vergessen, sollten Sie bereits morgens eine Flasche Mineralwasser mit einem Glas an einen Ort in Ihrer unmittelbaren, greifbaren Nähe stellen, sodass Sie es immer im Blick haben. Sobald Sie das Glas leer getrunken haben, füllen Sie es gleich wieder auf – so können Sie jederzeit zugreifen. Auf diese Weise ist das Trinken Teil Ihres Tagesablaufes und wird zur Gewohnheit.

Trinken Sie vor jeder Mahlzeit ein Glas Mineralwasser – das sättigt vorab bereits, macht aber nicht dick.

Die 33 besten Fatburner-Rezepte

Getränke

ZIMTKAFFEE

Zutaten für 4 Portionen

550 ml Wasser
gemahlener Bohnenkaffee für 4 Tassen Kaffee (30 g)
1 kleine Prise Salz
1 Messerspitze Zimt
1 Messerspitze Kakao
1 Tropfen Vanillearoma

Zubereitung

Zuerst den Kaffee in den Filter der Kaffeemaschine geben, eine kleine Prise Salz über das Kaffeemehl streuen, Zimt und Kakao daraufgeben und dann den Kaffee ganz normal kochen. Zum Schluss ein Tropfen Vanillearoma dazugeben.

Eine Portion enthält:
0 kcal; 0 g Eiweiß; 0 g Fett; 0 g Kohlenhydrate; 0 g Ballaststoffe

ALKOHOLFREIER SOMMERCOCKTAIL

Zutaten für 1 Portion

1 Flasche Mineralwasser (700 ml)
1 Stängel Zitronengras (im Asiageschäft erhältlich)
1 Messerspitze Zimt
2 EL Limettensaft
flüssiger Süßstoff

Zubereitung

Das Zitronengras waschen und oben und unten eine Scheibe abschneiden, seitlich einritzen. Das Zitronengras in eine Flasche Mineralwasser geben und im Kühlschrank verschlossen über Nacht ziehen lassen, dann Limettensaft, Zimt, Süßstoff und Eiswürfel bzw. zerkleinerte Eiswürfel (Crushed Ice) hinzugeben und gut mischen.

Eine Portion enthält:
0 kcal; 0 g Eiweiß; 0 g Fett; 0 g Kohlenhydrate; 0 g Ballaststoffe

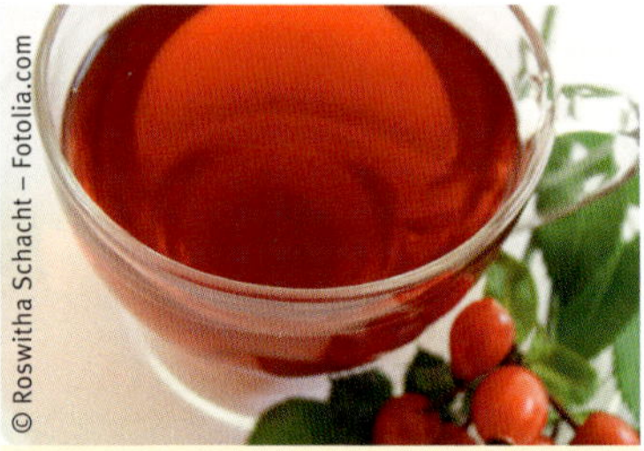

© Roswitha Schacht – Fotolia.com

KALTER FRÜCHTETEE

Zutaten für 1 Portion

Wasser
1 Beutel Hibiskustee
1 Beutel Hagebuttentee
½ Zimtstange
¼ Vanilleschote
flüssiger Süßstoff
2 EL Limettensaft
Eiswürfel
1 Messerspitze Zimt

Zubereitung

¼ Liter Wasser mit den Teebeuteln und der Zimtstange, der eingeritzten Vanilleschote einige Minuten kochen, Limettensaft dazugeben und abkühlen lassen. Die Vanilleschote und den Zimt herausnehmen, Zimtpulver und Eiswürfel sowie Limettensaft dazugeben und eiskalt servieren.

Eine Portion enthält:

0 kcal; 0 g Eiweiß; 0 g Fett;
0 g Kohlenhydrate; 0 g Ballaststoffe

PFLAUMEN-ZIMT-SHAKE

Zutaten für 4 Personen

1 l fettarme Milch (0,1 % Fett)
1 Zimtstange
1 Vanilleschote
4 EL Trockenpflaumen
2 TL Zimt
flüssiger Süßstoff
Rumaroma

Zubereitung

Die Milch mit der Zimtstange und der eingeritzten Vanilleschote einmal aufkochen lassen, beides herausnehmen und die klein geschnittenen Trockenpflanzen darin einweichen. In einem Shaker fein pürieren und Zimt, Süßstoff und Rumaroma dazugeben. In ein Cocktailglas geben und eiskalt mit gecrunchtem Eis servieren.

Eine Portion enthält:

156 kcal; 9,6 g Eiweiß; 0,5 g Fett;
26,6 g Kohlenhydrate; 2,4 g Ballaststoffe

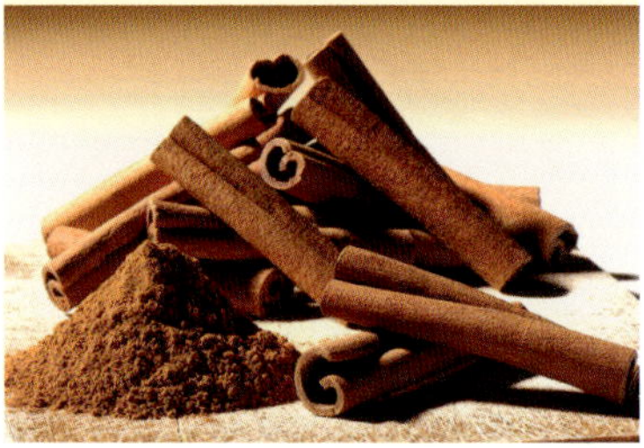

© Freddy Smeets – Fotolia.com

Salate

MÖHREN-APFEL-ROHKOST

Zutaten für 2 Portionen

300 g Möhren
1 mittelgroßer Apfel
1–2 EL Limettensaft
1 TL Walnussöl
1 Walnusshälfte
1 TL Rosinen
fluoridiertes Jodsalz mit Folsäure
flüssiger Süßstoff
½ TL Zimt

Zubereitung

Die Möhren putzen und grob raffeln. Den Apfel gründlich mit heißem Wasser waschen und das Gehäuse entfernen, ebenfalls raffeln. Die Apfelraffel mit Limettensaft beträufeln. Die Walnusshälfte in kleine Stücke schneiden und mit den Rosinen kurz in einer Pfanne trocken anrösten. Die Pfanne vom Herd nehmen, mit Limettensaft ablöschen, Walnussöl und Zimt dazugeben. Mit Süßstoff und einer kleinen Prise Salz abschmecken. Das Dressing über den Salat geben und abgedeckt im Kühlschrank über Nacht ziehen lassen.

Eine Portion enthält:
144 kcal; 2,5 g Eiweiß; 6,2 g Fett;
19 g Kohlenhydrate; 7,4 g Ballaststoffe

ROTKOHL-APFEL-SALAT MIT NÜSSEN

Zutaten für 4 Portionen

1 kleiner Rotkohlkopf
½ TL fluoridiertes Jodsalz
mit Folsäure
flüssiger Süßstoff
1 Messerspitze gemahlener Kümmel
1 Messerspitze Zimt
1 saurer Apfel (z. B. Boskop)
1 TL Rapsöl
1 EL Weinessig
50 g Walnüsse

Zubereitung

Die äußeren Blätter des Rotkohls entfernen, den Strunk keilförmig herausschneiden. Den Kohl fein raffeln, mit Salz bestreuen und kräftig vermengen. Mit Süßstoff, Gewürzen sowie Öl mischen.
Die Nüsse grob hacken. Den Apfel heiß abwaschen und nach Entfernung des Kerngehäuses in feine Stifte schneiden. Mit den Nüssen unter den Rotkohlsalat heben.

Eine Portion enthält:
165 kcal; 5,7 g Eiweiß; 8,4 g Fett;
15,9 g Kohlenhydrate; 4,2 g Ballaststoffe

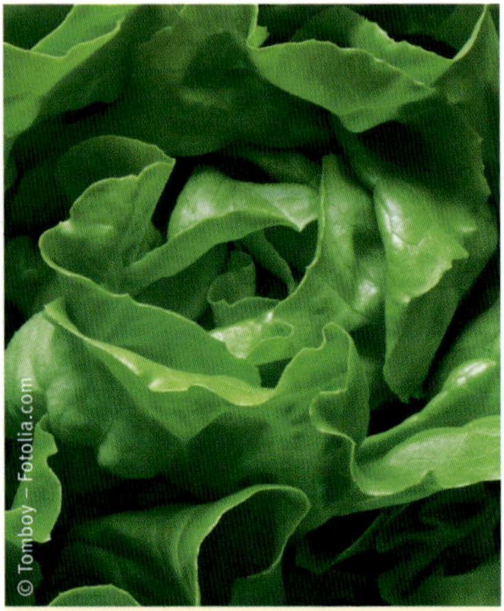

GRÜNER SALAT MIT ZITRONENDRESSING

Zutaten für 1 Portion

30 g Kopfsalat
Zitronensaft
Süßstoff
1 TL Sonnenblumenöl

Zubereitung

Kopfsalat putzen, in mundgerechte Stücke zupfen, gründlich waschen und abtropfen lassen.
Wasser mit Zitronensaft und Süßstoff mischen und abschmecken. Zum Schluss das Öl zugeben. Das Dressing erst vor dem Servieren über den Salat geben, da der Salat sonst zusammenfällt.

Das Dressing wird aromatischer, wenn man ein paar Zitronenscheiben hineingibt. Außerdem kann man das Dressing durch Zugabe von Pinienkernen, Walnusskernen, Petersilie, Dill oder Schnittlauch variieren.

Eine Portion enthält:
23,6 kcal; 0,4 g Eiweiß; 2,1 g Fett;
1,1 g Kohlenhydrate; 0,4 g Ballaststoffe

GRÜNER BOHNEN-SALAT

Zutaten für 1 Portion

100 g Bohnen aus der Dose
1 EL Zwiebeln
1 TL Olivenöl
Kräuteressig, Süßstoff
Meersalz, Pfeffer aus der Mühle, Bohnenkraut

Zubereitung

Bohnen abtropfen lassen. Zwiebel schälen, fein würfeln. Etwas von dem Bohnenwasser aus der Dose mit Essig, Süßstoff und Bohnenkraut abschmecken. Eventuell mit Meersalz und Pfeffer aus der Mühle nachschmecken. Olivenöl ins Dressing unterrühren, das anschließend über die Bohnen gegeben wird. Den Salat vor dem Servieren gut durchziehen lassen.

Eine Portion enthält:
42,8 kcal; 1,3 g Eiweiß; 2,1 g Fett;
4,5 g Kohlenhydrate; 1,3 g Ballaststoffe

SELLERIESALAT MIT ANANAS UND JOGHURTDRESSING

Zutaten für 1 Portion

100 g Bleichsellerie, roh
3 EL Naturjoghurt (0,1 % Fett)
60 g Ananasstücke aus der Dose
Zitronensaft, Süßstoff, Ananassaft

Zubereitung

Sellerie schälen, waschen, raspeln und in Wasser mit Zitronensaft geben, damit der Sellerie nicht braun wird. Ananasstücke abtropfen lassen. Joghurt mit etwas Ananassaft, Zitronensaft und Süßstoff zu einer Salatsoße verrühren. Selleriestifte aus dem Wasser nehmen, etwas abtropfen lassen, mit den Ananasstücken und dem Dressing mischen.

Tipp: Den Salat kann man mit Walnusskernen noch verfeinern.

Eine Portion enthält:
110,6 kcal; 2,6 g Eiweiß; 0,4 g Fett; 26,5 g Kohlenhydrate; 3,6 g Ballaststoffe

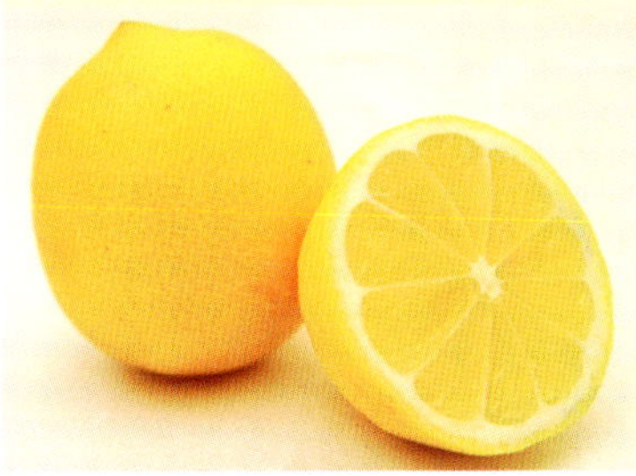

CHINAKOHLSALAT MIT MANDARINEN-JOGHURT-DRESSING

Zutaten für 1 Portion

50 g Chinakohl
3 EL Naturjoghurt (0,1 % Fett)
1 EL Mandarinen aus der Dose
Zitronensaft, Süßstoff
1 Prise Salz
1 Prise weißer Pfeffer

Zubereitung

Chinakohl putzen, in feine Streifen schneiden und gründlich waschen. In einem Sieb abtropfen lassen. Den Joghurt mit Zitronensaft und Süßstoff abschmecken, dazu die Prise Salz und Pfeffer geben. Mandarinen aus der Dose nehmen, abtropfen lassen und in das Dressing geben. Das Dressing in ein Salatschälchen füllen und den Salat obenauf legen. (Gibt man das Dressing auf den Salat, dann fällt der Salat zusammen und sieht nicht appetitlich aus.)

Eine Portion enthält:
21,6 kcal; 1,7 g Eiweiß; 0,15 g Fett; 3,2 g Kohlenhydrate; 1 g Ballaststoffe

FELDSALAT MIT MOZARELLA UND SONNENBLUMENKERNEN

Zutaten für 1 Portion

30 g Feldsalat
30 g Mozzarella light
1 EL Sonnenblumenkerne
1 TL Rapsöl
Kräutersalz, weißer Pfeffer
Weinessig, Süßstoff

Zubereitung

Feldsalat putzen, waschen und abtropfen lassen. Essig, Süßstoff, Öl, Gewürze mit etwas Wasser mischen und süß-sauer abschmecken. Den Käse abtropfen lassen und würfeln. Feldsalat mit dem Mozzarella mischen und das Dressing über den Salat geben. Vor dem Anrichten einen Esslöffel Sonnenblumenkerne darüberstreuen.

Eine Portion enthält:
133,9 kcal; 10,2 g Eiweiß; 9,7 g Fett; 1,4 g Kohlenhydrate; 1,1 g Ballaststoffe

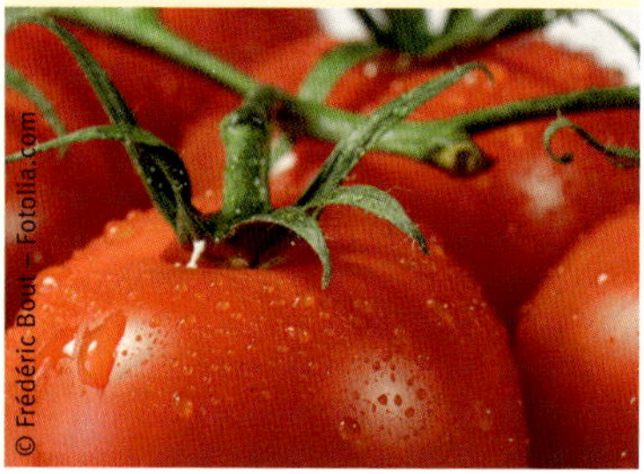

TOMATENSALAT

Zutaten für 1 Portion

100 g Rispentomaten
1 EL Schalotten
Balsamico-Essig
evtl. Süßstoff
1 TL Olivenöl
frischer Basilikum
Salz und Pfeffer aus der Mühle

Zubereitung

Tomaten waschen, Strunk entfernen und in Scheiben schneiden.
Schalotte schälen und fein würfeln.
Aus etwas Wasser mit Essig, Süßstoff, Salz und Pfeffer ein Dressing herstellen. Während des gleichmäßigen Rührens das Öl einlaufen lassen.
Basilikum vom Stiel abzupfen, waschen und in feine Streifen schneiden. Anschließend unter das Dressing geben. Tomatenscheiben in eine Salatschüssel legen, die Schalottenwürfel darüberstreuen und das Dressing daraufgeben.
Ein Basilikumblatt zum Garnieren obenauf legen.

Eine Portion enthält:
37,7 kcal; 1,1 g Eiweiß; 2,2 g Fett; 3,1 g Kohlenhydrate; 1,2 g Ballaststoffe

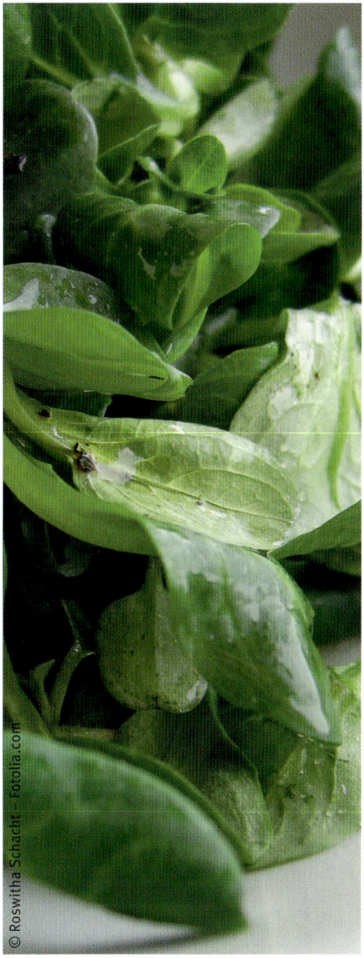
© Roswitha Schacht – Fotolia.com

GEMISCHTER SALAT MIT GERÖSTETEN VOLLKORNBROTWÜRFELN

Zutaten für 1 Portion

20 g Feldsalat
20 g Radicchio
1 Tomate
50 g Gurke
Weinessig, Süßstoff
Salz, weißer Pfeffer
½ Scheibe Vollkorntoast
1 TL Walnussöl

Zubereitung

Vollkorntoast würfeln und in einer beschichteten Pfanne anrösten. Feldsalat und Radicchio putzen, waschen und gegebenenfalls etwas zerkleinern. Tomate und Gurke waschen, putzen, Strunk aus der Tomate entfernen, Gurke schälen. Beides in Scheiben schneiden. Alles miteinander vermengen. Aus etwas Wasser, Essig, Salz, Pfeffer und Öl ein Dressing herstellen. Dieses über den Salat träufeln und einen Esslöffel gerösteter Brotwürfel darüberstreuen.

Eine Portion enthält:
81,4 kcal; 3,4 g Eiweiß; 3 g Fett;
10,4 g Kohlenhydrate; 2,9 g Ballaststoffe

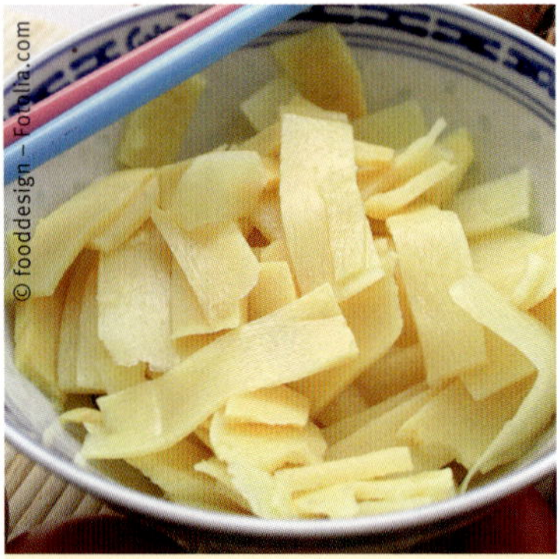

GEFLÜGELSALAT MIT BAMBUSSPROSSEN

Zutaten für 1 Portion

60 g Hähnchenbrustfilet
30 g Bambussprossen
30 g Ananasstücke
3 EL Naturjoghurt, (01 % Fett)
etwas Ananassaft, Zitronensaft
Süßstoff, Salz, weißer Pfeffer,
Ingwer, Curry

Zubereitung

Hähnchenbrust waschen, in Salzwasser garen, herausnehmen, abkühlen lassen und die Brühe aufbewahren. Bambussprossen und Ananasstücke aus der Dose in ein Sieb schütten und den Saft auffangen. Joghurt mit etwas Geflügelbrühe, Ananassaft, ein paar Spritzern Zitronensaft und Süßstoff mischen. Dazu die Gewürze geben und abschmecken. Die Hähnchenbrust würfeln, mit Bambussprossen und Ananasstücken vermengen. Das Dressing unterheben und in einer Schale servieren.

Tipp: Wer mag, kann den Salat mit frischem Ingwer einen asiatischen Touch geben.

Eine Portion enthält:
107,1 kcal; 15,8 g Eiweiß; 2 g Fett; 6,8 g Kohlenhydrate; 0,3 g Ballaststoffe

KRÄUTERQUARK

Zutaten für 1 Portion

60 g Magerquark
Salz, weißer Pfeffer
frische Brunnenkresse
frischer Schnittlauch
frische Petersilie
etwas Mineralwasser zum Anrühren

Zubereitung

Magerquark mit Mineralwasser anrühren und mit Salz und Pfeffer abschmecken. Die frischen Kräuter waschen, abtrocknen und fein hacken. Kräuter unter den Quark rühren. Zum Anrichten mit Petersilie garnieren.

Eine Portion enthält:
43,8 kcal; 8,1 g Eiweiß; 0,2 g Fett; 2,4 g Kohlenhydrate; 0 g Ballaststoffe

Hauptgerichte

MÖHREN-INGWER-SUPPE MIT KRABBEN

Zutaten für 2 Portionen

300 g Möhren
1 TL Limettensaft
1 TL frischer Ingwer
½ TL Zimt
flüssiger Süßstoff
fluoridiertes Jodsalz mit Folsäure
weißer Pfeffer
¼ Knoblauchzehe
Petersilie
1 EL Sahne
1 Tasse Gemüsebrühe
100 g Krabben

Zubereitung

Die Möhren waschen, putzen und in dünne Scheiben schneiden. Die Möhrenscheiben in Gemüsebrühe bissfest garen. Einige Möhrenscheiben herausnehmen, den Rest pürieren, mit den Gewürzen pikant abschmecken, Ingwer und Knoblauch hineinreiben, Zimt dazugeben, die Krabben in Limettensaft marinieren und in die Möhrensuppe geben, kurz durchkochen. Einige Möhrenscheiben dazugeben und mit gehackter Petersilie garnieren.

Eine Portion enthält:
110 kcal; 11,1 g Eiweiß; 3,3 g Fett; 8,3 g Kohlenhydrate; 5,5 g Ballaststoffe

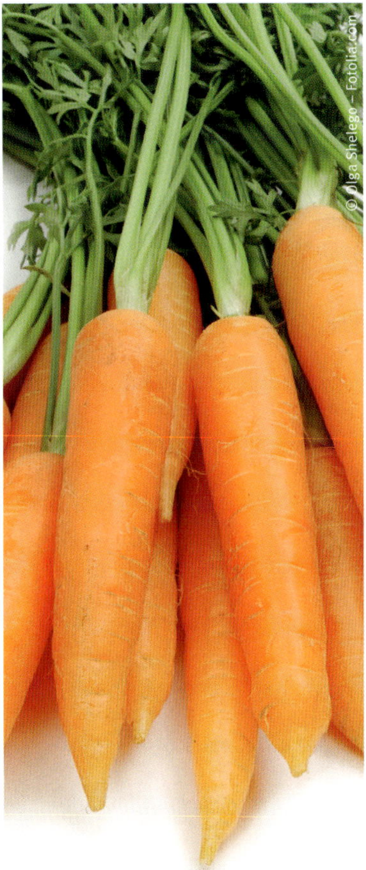

VEGETARISCHER BROTAUFSTRICH „À LA LEBERWURST“

Zutaten für 4 Portionen

½ rote Zwiebel
1 Knoblauchzehe
75 g gegarte Linsen
2 TL mittelscharfer Senf
fluoridiertes Jodsalz mit Folsäure
bunter Pfeffer
flüssiger Süßstoff
1 EL gehackte Petersilie und Schnittlauch
Paprika
Koriander
Zimt

Zubereitung

Die Zwiebel und die Knoblauchzehe fein würfeln. Die Linsen einweichen und in Gemüsebrühe 15 Minuten kochen oder gekochte Linsen aus der Dose verwenden (diese gut abtropfen). Die Linsen mit den Zwiebel- und Knoblauchwürfeln sowie Senf vermischen und mit dem Pürierstab kurz pürieren. Mit den Gewürzen und zwei Prisen Zimt kräftig abschmecken.
Die gehackten Kräuter unterheben. Abdeckt im Kühlschrank aufbewahren.

Eine Portion enthält:
50 kcal; 1,2 g Eiweiß; 3,7 g Fett;
5 g Kohlenhydrate; 1,8 g Ballaststoffe

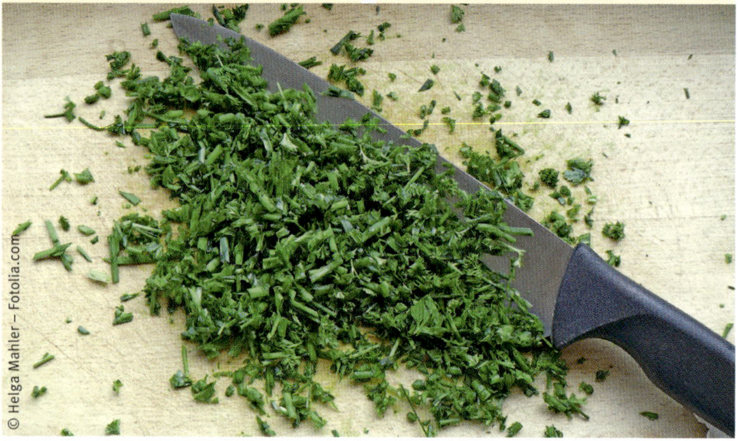

KOHLRABI-APFEL-GEMÜSE MIT INGWER UND KNOBLAUCH

Zutaten für 1 Portion

200 g Kohlrabi
1 Apfel
frischer Ingwer
1 TL Haselnussöl
1 TL Zimt
fluoridiertes Jodsalz mit Folsäure
weißer Pfeffer
Curry
Paprika
frische Kräuter
1 Knoblauchzehe
Gemüsebrühe
1 Scheibe gekochter Schinken

Zubereitung

Kohlrabi-, Knoblauch- und Apfelwürfel mit dem Zimt in heißem Öl kräftig anbraten, die gehackten Kräuter und den geriebenen Ingwer dazugeben und abschmecken. Mit einem Schuss Brühe ablöschen, Schinkenwürfel dazugeben. Dazu passen Pellkartoffeln oder Vollkornreis.

Eine Portion enthält:

199 kcal; 10,4 g Eiweiß; 6,9 g Fett; 23,1 g Kohlenhydrate; 6,1 g Ballaststoffe

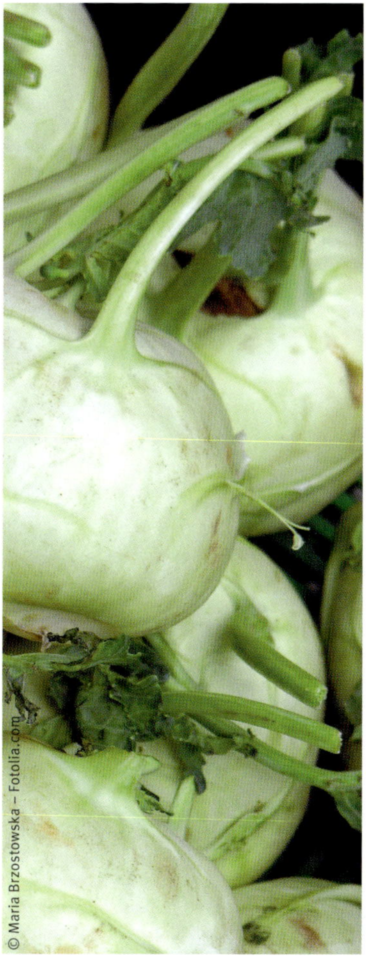

GEMISCHTES PILZGEMÜSE

Zutaten für 1 Portion

100 g frische Pfifferlinge
100 g frische Champignons
10 g Zwiebeln
1 TL Olivenöl
Salz, weißer Pfeffer
Petersilie oder Majoran

Zubereitung

Pilze gründlich putzen und waschen, vor allem die Pfifferlinge gut säubern. Zwiebel schälen und fein würfeln. Olivenöl in einer Pfanne erwärmen. Zwiebelwürfel darin anschwitzen, Pilze zugeben und braten. Mit Salz, Pfeffer und Petersilie oder Majoran abschmecken.
Mit frischen Kräutern wird das Gemüse noch schmackhafter, dafür die Petersilie oder den Majoran abwaschen und klein hacken.

Eine Portion enthält:
47,8 kcal; 4,3 g Eiweiß; 2,7 g Fett;
1,4 g Kohlenhydrate; 7,9 g Ballaststoffe

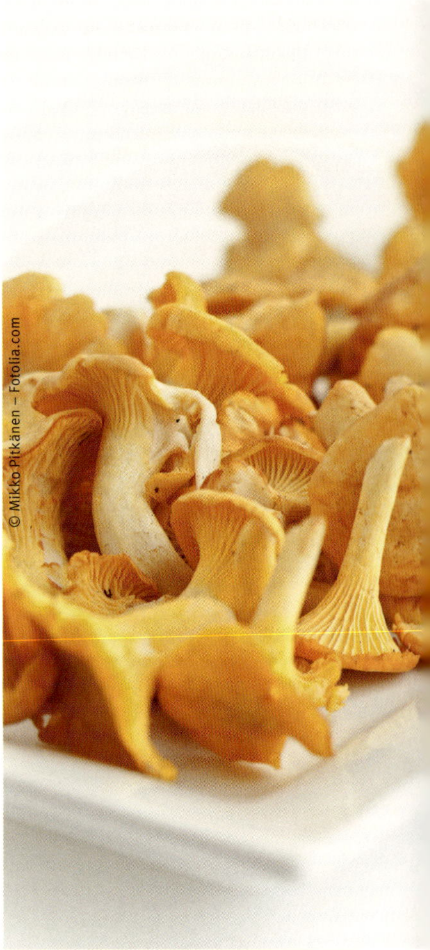

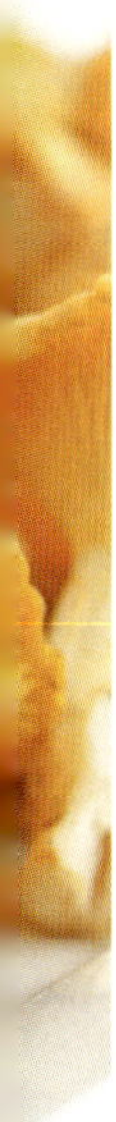

PUTENBRUST MIT PFIFFERLINGSOSSE, VOLLKORNREIS UND BROKKOLI

Zutaten für 1 Portion

100 g Putenbrust ohne Knochen und Haut
50 g Pfifferlinge aus der Dose
6 g Weizenmehl Typ 405
150 ml Gemüsebrühe
10 g Zwiebeln
5 g Tomatenmark
2 TL Sonnenblumenöl
60 g Vollkornreis
200 g Brokkoli
Salz, weißer Pfeffer, Petersilie

Zubereitung

Putenbrust waschen, trocken tupfen, mit etwas Öl bepinseln und mit Salz und Pfeffer würzen. Anschließend im vorgeheizten Backofen bei ca. 180 °C grillen.
In der Zwischenzeit Vollkornreis waschen, abtropfen lassen, ins kochende Salzwasser geben und ca. 45 Minuten bissfest kochen. Den Broccoli putzen, waschen und in wenig Salzwasser etwa 10 Minuten dünsten. Zwiebel schälen, fein würfeln, Pfifferlinge aus der Dose nehmen und abtropfen lassen.
Restliches Öl in einer Pfanne erhitzen, fein gewürfelte Zwiebel mit den Pfifferlingen anschwitzen. Tomatenmark zugeben, kurz anbraten, mit Gemüsebrühe ablöschen. Mehl anrühren und in die kochende Soße rühren.
Mit Salz, Pfeffer und Petersilie abschmecken.
Den Reis in ein Sieb schütten, in eine kalt ausgespülte Tasse geben und auf einen Teller stülpen. Mit Petersilie garnieren. Putenbrust daneben legen und die Soße halb über das Fleisch geben. Dazu den Brokkoli servieren.

Eine Portion enthält:
439 kcal; 32,9 g Eiweiß; 8,2 Fett;
54,5 g Kohlenhydrate; 10,6 g Ballaststoffe

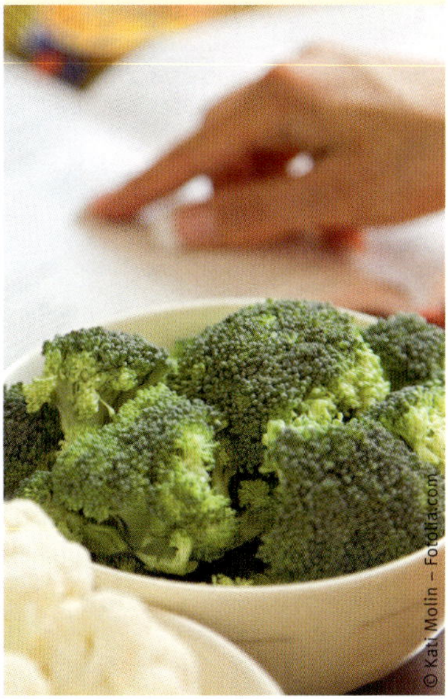

LACHS AUF GEMÜSESTREIFEN IM BRATSCHLAUCH MIT DILLSOSSE UND KARTOFFELN

Zutaten für 1 Portion

120 g Lachs, frisch
50 g Möhrenstreifen
50 g Selleriestreifen
50 g Zucchinistreifen
150 ml Gemüsebrühe
6 g Mehl Typ 405
150 g Kartoffeln
Lorbeer, Piment, Salz aus der Mühle, Zitronensaft, frischer Dill

Zubereitung

Fisch säubern, mit Zitronensaft säuern und mit Salz aus der Mühle würzen. Gemüsestreifen in den Bratschlauch geben, Fisch auf das Gemüsebett legen und den Schlauch an beiden Seiten zubinden. Im Backofen bei ca. 160 °C (Umluft) etwa 15–20 Minuten garen.
In der Zwischenzeit Kartoffeln schälen, waschen und auf einem Dampfeinsatz im Topf garen. Den Dill waschen und hacken. Die Gemüsebrühe zum Kochen bringen, Mehl anrühren und in die kochende Brühe rühren. Gut durchkochen lassen und mit Salz, Pfeffer, Zitronensaft und gehacktem Dill abschmecken.
Den Bratschlauch aus dem Ofen nehmen, vorsichtig eine Seite öffnen (Achtung: Verbrühungsgefahr!) und den Fisch zusammen mit dem Gemüsebett auf einem Teller anrichten. Soße verteilen und die Kartoffeln dazu servieren.

Tipp: Vor dem Öffnen des Bratschlauchs eventuell vorsichtig ein bis zwei Löcher einstechen, damit der Dampf entweichen kann.

Eine Portion enthält:
402 kcal; 29,7 g Eiweiß; 17 g Fett, 32,3 g Kohlenhydrate; 8,3 g Ballaststoffe

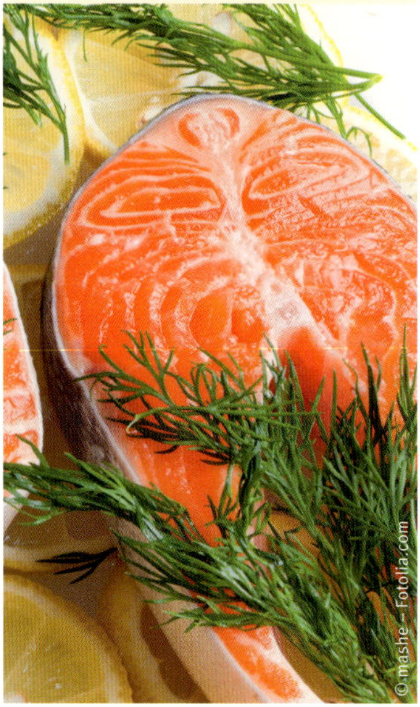

VOLKORNSPAGHETTI MIT TOMATENSOSSE

Zutaten für 1 Portion

80 g Vollkornspaghetti
50 g Tomaten aus der Dose
1 EL Tomatenmark
2 TL Olivenöl
Gemüsebrühe
Salz, Pfeffer aus der Mühle, Paprika edelsüß oder scharf, frische Kräuter (Basilikum, Oregano)

Zubereitung

Vollkornspaghetti ins kochende Salzwasser geben. Tomaten aus der Dose in Stücke schneiden. Olivenöl in der Pfanne erwärmen. Tomatenstücke zugeben und mit anschwitzen. Mit Gemüsebrühe ablöschen, die Soße würzen und kurz vor dem Servieren die frischen Kräuter einstreuen.
Sobald die Nudeln al dente sind, über einem Sieb abseien. Spaghetti auf einen Teller geben und die Soße darübergießen. Mit einem Basilikumblatt dekorieren.
Dazu passt grüner Salat mit Dressing (siehe S. 70).

Eine Portion enthält:
335,6 kcal; 12,9 g Eiweiß; 7,5 g Fett; 54,4 Kohlenhydrate; 7 g Ballaststoffe

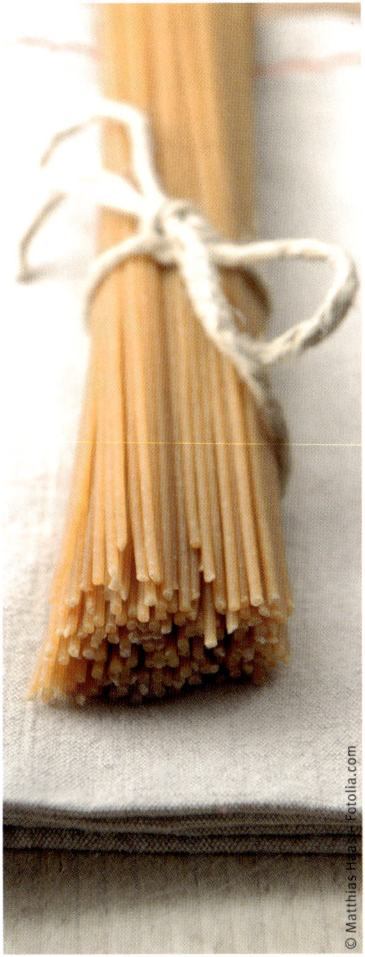

PUTENKEULE MIT AUBERGINEN-ZUCCHINI-GEMÜSE IM RÖMERTOPF UND VOLLKORNREIS

Zutaten für 1 Portion

120 g Putenkeule ohne Knochen und Haut
150 g Zucchini
100 g Aubergine
60 g Vollkornreis
1 EL Schalotten
1 EL Olivenöl
200 ml Gemüsebrühe
Salz, Pfeffer aus der Mühle, Paprika, Curry
Kräuter der Provence

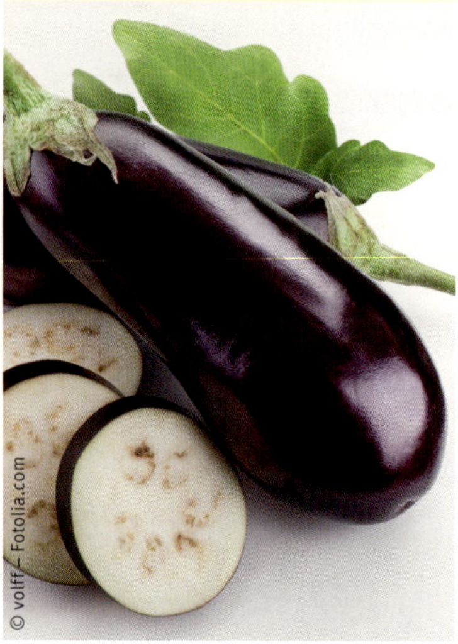

© volff – Fotolia.com

Zubereitung

Putenfleisch waschen, trocken tupfen und mit Salz, Pfeffer aus der Mühle, Paprika und Curry würzen. Zucchini und Aubergine putzen, waschen und in Scheiben schneiden. Zucchini salzen und pfeffern. Die Auberginenscheiben ebenfalls salzen, pfeffern und mit ein bisschen Zitronensaft beträufeln. Die Scheiben nun in den Römertopf und das Fleisch darüber legen. Abschließend noch mit Kräutern der Provence bestreuen. Zudecken und in den kalten Backofen stellen. Bei ca. 170 °C etwa 45 Minuten garen. Vollkornreis waschen, abtropfen lassen. Schalotte schälen, fein würfeln und in dem Öl leicht anschwitzen. Reis zugeben und direkt mit ca. 200 ml Gemüsebrühe ablöschen. Den Reis offen etwa 45 Minuten aufziehen lassen (d.h., die Flüssigkeit wird vom Reis vollständig aufgesogen, deshalb immer beobachten, da der Reis schnell anbrennen kann).
Zum Anrichten den Reis in eine kalt ausgespülte Tasse geben, andrücken und auf den Teller stürzen. Die Putenkeule und das Gemüse danebenlegen. Etwas von dem Bratensaft aus dem Römertopf über das Essen gießen.

Eine Portion enthält:
419,2 kcal; 32,6 g Eiweiß; 9,4 g Fett; 51 g Kohlenhydrate; 5,6 g Ballaststoffe

GEFÜLLTE PAPRIKASCHOTE

Zutaten für 1 Portion

1 rote Paprikaschote
40 g Vollkornreis
¼ Ei
10 g Möhren
10 g Erbsen
10 g Sellerie
10 g Schalotten
Salz, Pfeffer, Thymian,
Oregano, Majoran
2 TL Rapsöl
10 g Weizenmehl Typ 1050
300 ml Gemüsebrühe

Zubereitung

Den Vollkornreis waschen, abtropfen lassen und ins kochende Salzwasser schütten. Ca. 45 Minuten offen kochen, abgießen und mit kaltem Wasser abschrecken.
Paprikaschote oben aufschneiden und den Strunk aus dem Deckel vorsichtig entfernen. Kerne herausschneiden und die Paprika waschen. Möhre und Sellerie putzen, waschen und fein würfeln. Die Schalotte schälen und ebenfalls fein würfeln. Reis, Ei, Gemüse und Gewürze sowie Kräuter gut miteinander vermengen. Reismasse nun in die Paprikaschote füllen und den Deckel der Paprika obenauf legen. Das Öl in einem Topf erhitzen und die Paprikaschote mit dem Deckel nach unten hineinstellen.

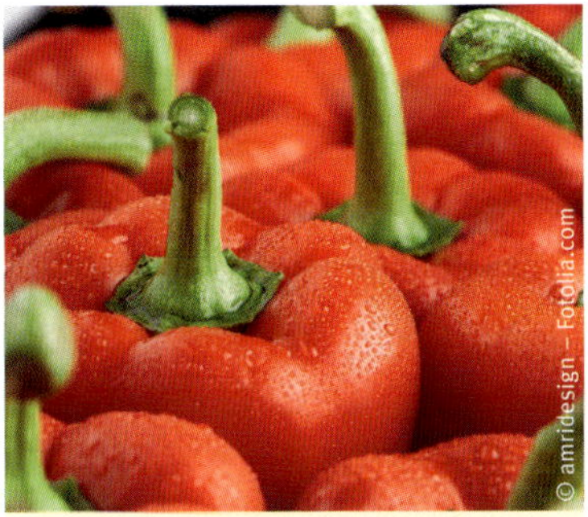

Danach die Schote kurz allseitig anbraten und zum Schluss wieder auf den Deckel stellen. Angießen mit Gemüsebrühe und abschmecken mit Salz und Pfeffer. Zugedeckt ca. 30–45 Minuten schmoren lassen. Paprikaschote vorsichtig aus der Brühe heben. Das Mehl anrühren und in 150 ml kochende Brühe einrühren. Aufkochen lassen und anschließend nachschmecken. Die Paprikaschote auf einen Teller legen, Soße darübergeben und zusammen mit Kartoffeln und Salat servieren.

Hinweis: Arbeitet man mit Mehl höheren Ausmahlungsgrades (ab Typ 1050), muss man mehr nehmen, da die Bindefähigkeit dieser Mehle geringer ist.

Eine Portion enthält:
280,4 kcal; 8,6 g Eiweiß; 8 g Fett;
43,4 g Kohlenhydrate; 8,3 g Ballaststoffe

Nachtische

GRÜNE GRÜTZE

Zutaten für 2 Portionen

100 g Weintrauben
1 mittelgroßer Apfel
2 kleine Kiwis
100 g weiße Johannisbeeren
Zitronensaft
flüssiger Süßstoff
Vanillearoma
½ Teelöffel Zimt
1 TL Stärke
Wasser

Zubereitung

Die Weintrauben in Hälften schneiden, den Apfel mit heißem Wasser waschen, das Gehäuse entfernen und mit Schale in große Stücke schneiden, mit Zitronensaft beträufeln. Die Kiwi mit dem Sparschäler enthäuten und in Scheiben schneiden, die Johannisbeeren putzen. In einem Topf Wasser mit Zitronensaft und Zimt zum Kochen bringen und das Obst dazugeben. Einmal aufwallen lassen. Zitronensaft mit Wasser vermischen, die Stärke darin anrühren, mit Süßstoff und Vanillearoma abschmecken und in den Topf geben. Einmal aufkochen lassen. Abkühlen und in Glasschälchen geben.

Eine Portion enthält:
130 kcal; 1,6 g Eiweiß; 0,8 g Fett;
27 g Kohlenhydrate; 7,6 g Ballaststoffe

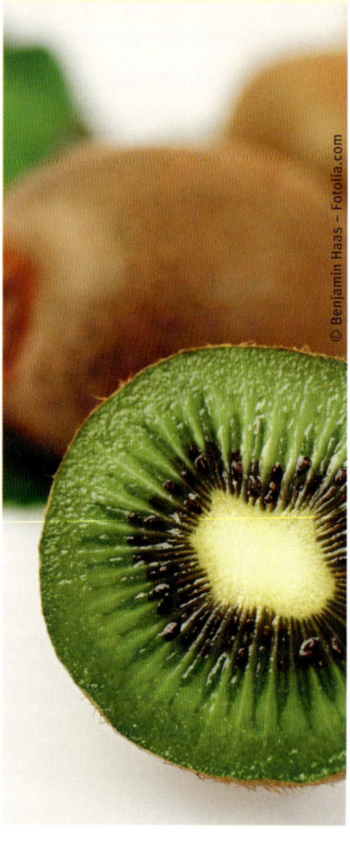

ROTE GRÜTZE MIT PFLAUMEN UND HIMBEEREN

Zutaten für 2 Portionen

200 g Himbeeren
200 g Pflaumen
1 Orange
1 EL Zitronensaft
Wasser
Zimtstange
1 TL Zimt
Rumaroma
flüssiger Süßstoff
2 EL Sago

Zubereitung

Obst in mundgerechte Stücke teilen, Wasser mit Zitronensaft, Zimtstange, etwas abgeriebener ungespritzter Orangenschale und Sago zum Kochen bringen, bis der Sago glasig ist. Die Zimtstange herausnehmen, das Obst zwei Minuten mitkochen, mit Zimt, Rumaroma und Süßstoff abschmecken, in Glasschälchen füllen und abgedeckt kühl stellen.

Eine Portion enthält:
140 kcal; 2,4 g Eiweiß; 0,6 g Fett; 28,2 g Kohlenhydrate; 9,6 g Ballaststoffe

PFLAUMENKOMPOTT MIT ZIMT-QUARK-SOSSE

Zutaten für 2 Portionen

300 g Pflaumen
1 Zimtstange
½ Vanilleschote
Wasser
flüssiger Süßstoff
100 g Magerquark
4 EL kohlensäurereiches Mineralwasser
abgeriebene Limettenschale
½ Teelöffel Zimt
Rumaroma

Zubereitung

Das Wasser mit der Zimtstange und der eingeritzten Vanilleschote zum Kochen bringen. Die entsteinten Pflaumen dazugeben und 10 Minuten kochen, mit Süßstoff abschmecken und die Vanilleschote sowie die Zimtstange aus dem Kochwasser nehmen. Den Magerquark mit dem Mineralwasser cremig rühren, mit Süßstoff abschmecken, etwas abgeriebene Zitronenschale dazugeben und mit Zimt und Rumaroma durchmischen. Zum Pflaumenkompott servieren.

Eine Portion enthält:
108 kcal; 7,7 g Eiweiß; 0,4 g Fett; 17,3 g Kohlenhydrate; 2,6 g Ballaststoffe

APFEL-ANANAS-QUARK-SPIESS

Zutaten für 3 Portionen

1 süßer Apfel
1 TL Zitronensaft
150 g Ananas aus der Dose
150 g Magerquark
½ Tasse Apfelsaft
50 ml Sahne
flüssiger Süßstoff
1 TL Zimt
¼ Vanillestange

Zubereitung

Den Apfel schälen und das Gehäuse entfernen, in feine Stück schneiden, zusammen mit den Ananasstücken und dem Zitronensaft pürieren. Den Magerquark mit Apfelsaft cremig rühren. Die Sahne mit Zimt und dem ausgekratzten Vanillemark steif schlagen und mit der Quarkmasse mischen. Mit Süßstoff süßen. In eine Plastikschüssel geben und in den Tiefkühler oder eine Eismaschine geben. Mit Zimt bestreut und mit Zitronenmelissenblättchen dekoriert servieren.

Eine Portion enthält:
150 kcal; 5,7 g Eiweiß; 4,9 g Fett;
23,8 g Kohlenhydrate; 1,6 g Ballaststoffe

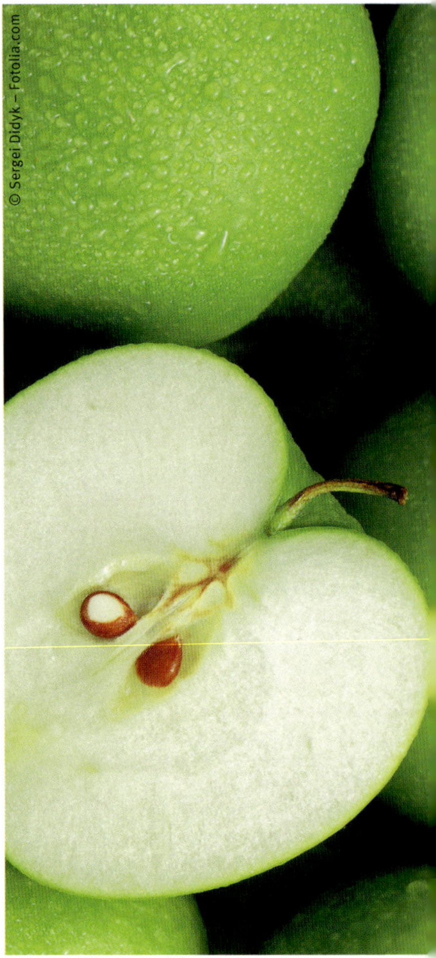

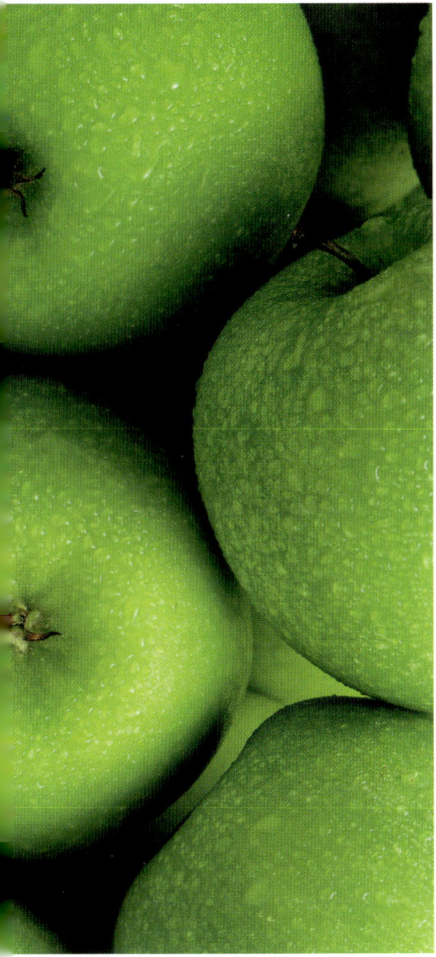

OBSTSPIESS

Zutaten für 1 Portion

30 g Papaya
30 g Ananas
30 g blaue Weintrauben
30 g Kiwi

Zubereitung

Papaya schälen, Kerne entfernen, würfeln und das Fruchtfleisch mit etwas Zitronensaft beträufeln. Ananas schälen, halbieren, den Strunk aus der Mitte entfernen und grob würfeln. Weintrauben abpflücken und gründlich waschen. Kiwi schälen und ebenfalls grob würfeln. Die Obstwürfel nun abwechselnd auf einen Holzspieß oder mehrere kleine Spießchen (Cocktailspieße) stecken.

Eine Portion enthält:

55,8 kcal; 0,8 g Eiweiß; 0,4 g Fett;
11, 7 g Kohlenhydrate; 2,7 g Ballaststoffe

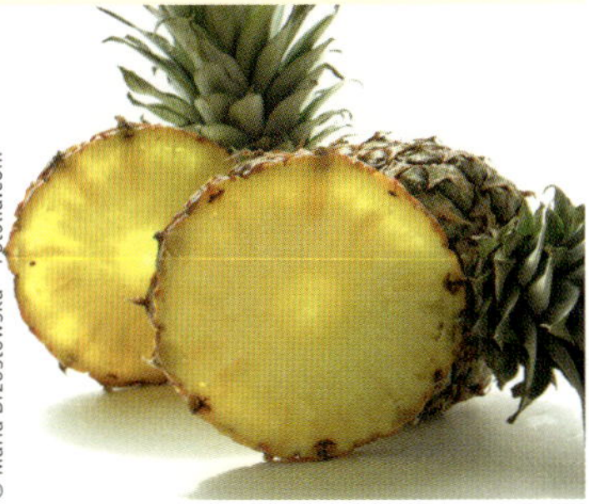

OBSTSALAT MIT QUARKHÄUBCHEN

Zutaten für 1 Portion

30 g Mango
30 g Weintrauben, blau
30 g Orange
30 g Papaya
1 geh. EL Magerquark
Zitronensaft, Süßstoff
1 EL Vollkornhaferflocken

Zubereitung

Haferflocken trocken in einer Pfanne rösten und anschließend abkühlen lassen.
Weintrauben gründlich abwaschen und halbieren, eventuell entkernen. Mango vorsichtig teilen, Kern entfernen, Papaya halbieren, Kerne entfernen. Aus beiden Obstsorten mit einem Parisienne-Ausstecher kleine Kugeln ausstechen. Orange schälen, filetieren und in Würfel schneiden. Alles Obst miteinander vorsichtig mischen, dabei mit etwas Zitronensaft und Süßstoff beträufeln. Salat in ein Schälchen geben. Haferflocken darüber streuen. Den Quark ebenfalls mit Zitronensaft und Süßstoff verrühren und mit einem Spritzbeutel ein Häubchen auf den Obstsalat spritzen.

Tipp: Bei der Mango vorsichtig sein, da die Bitterstoffe aus der Schale auf das Fruchtfleisch beim Schälen/Ausstechen übertragen werden können. Zum Ausstechen lieber die Schale am Obst belassen.

Eine Portion enthält:
105,3 kcal; 4,9 g Eiweiß; 1,1 g Fett;
19,1 g Kohlenhydrate; 3,2 g Ballaststoffe

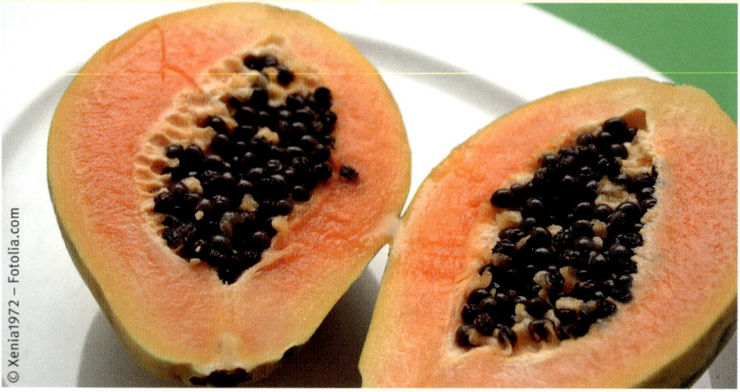

SCHOKO-MINT-QUARK

Zutaten für 1 Portion

60 g Magerquark
starker Pfefferminztee
5 g entöltes Kakaopulver
Süßstoff

Zubereitung

Zunächst einen starken Pfefferminztee kochen. Den Kakao in etwas Wasser anrühren und in den Tee einrühren. Den Quark mit dem Kakao-Tee-Gemisch anrühren und mit Süßstoff abschmecken.
Zum Anrichten in ein Schälchen füllen und zum Garnieren ein Schokoladenornament oder etwas frische Pfefferminze obenauf legen.

Eine Portion enthält:
60,4 kcal; 9,1 g Eiweiß; 1,4 g Fett;
2,5 g Kohlenhydrate 0 g Ballaststoffe

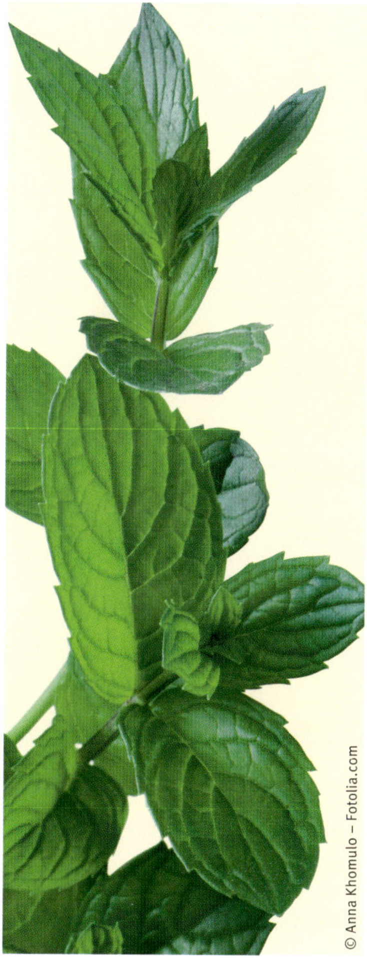

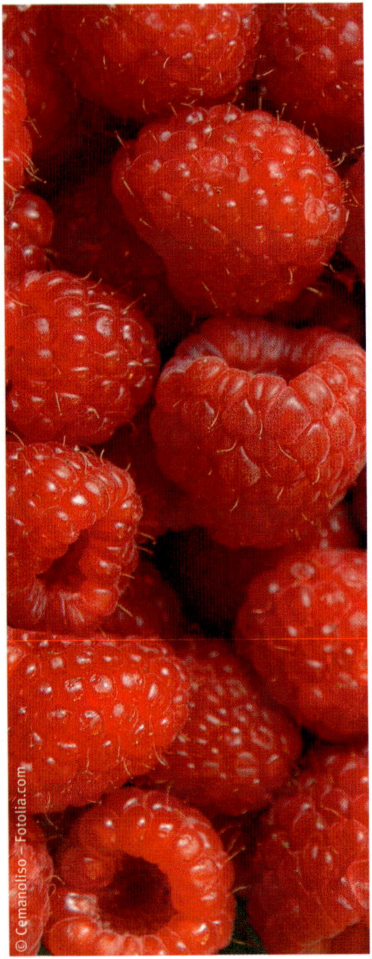

MANGOSORBET MIT PÜRIERTEN HIMBEEREN

Zutaten für 3 Portionen

250 g Mango
1 EL Zitronensaft
Süßstoff
150 g Himbeeren

Zubereitung

Mango vorsichtig schälen, vom Stein lösen und würfeln. Das Obst in eine schmale Schüssel geben und pürieren. Zitronensaft und Süßstoff dazugeben und abschmecken. Anschließend die Schüssel für ca. 3 – 4 Stunden ins Gefrierfach stellen. In der Zwischenzeit mehrmals die Schüssel herausnehmen und das Sorbet durchmixen, damit es gleichmäßig durchgefroren ist.

Die Himbeeren waschen, pürieren und ebenfalls mit etwas Zitronensaft und Süßstoff abschmecken.

Zum Servieren das Mangosorbet mit einem Eislöffel in vorgekühlte Gläser geben und ein wenig pürierte Himbeeren darübergießen. Abschließend mit einem Minzblatt garnieren.

Eine Portion enthält:
96,3 kcal; 1,8 g Eiweiß; 0,9 g Fett;
19,3 g Kohlenhydrate; 5,7 g Ballaststoffe

Hitlisten

Die 33 kalorienärmsten Lebensmittel: Top-Schlankfood

Von diesen Lebensmitteln können Sie den ganzen Tag so viel essen und trinken, wie Sie möchten. Die Lebensmittel sind extrem kalorienarm und enthalten oftmals noch reichlich Ballaststoffe als Fatburner und „Sattmacher“.

Lebensmittel	kcal/ 100 g
1. Wirsingkohl	22
2. Bohnen	22
3. Mohrrübe	21
4. Gemüsepaprika	20
5. Kohlrabi	20
6. Paprikaschoten	20
7. Spinat	20
8. Weißkohl	20
9. Tomaten	20
10. Knollensellerie	19
11. Zucchini	19
12. Blumenkohl	18
13. Rotkohl	18
14. Tomate	17
15. Aubergine	17
16. Chicorée	17
17. Sellerie	17

Lebensmittel	kcal/ 100 g
18. Schwarzwurzel	17
19. Sauerkraut	17
20. Spargel	16
21. Champignons	15
22. Gemüsebrühe	15
23. Pilze	15
24. Rotkohl	15
25. Radieschen	15
26. Feldsalat	14
27. Rettich	14
28. Radicchio	14
29. Chinakohl	14
30. Gartenkürbis	13
31. Eisbergsalat	13
32. Rhabarber	13
33. Papaya	13

Die 33 größten Kalorienbomben: Top-Fatfood

Bei diesen Lebensmitteln müssen Sie aufpassen, denn sie sind sehr kalorienreich. Sie enthalten reichlich Fett – und Fett macht fett.

Lebensmittel	kcal/ 100 g
1. Fritierfett	884
2. Sonnenblumenöl	883
3. Schweineschmalz/-fett	882
4. Butterschmalz	881
5. Bratfett	878
6. Mayonnaise 80 % Fett	744
7. Butter	741
8. Margarine	710
9. Walnuss	654
10. Haselnuss	636
11. Pistazie	615
12. Kokosnussraspeln	611
13. Erdnussbutter	598
14. Pinienkern	576
15. Mandel	570
16. Waffeln	554
17. Schokolade	537

Lebensmittel	kcal/ 100 g
18. Kartoffelchips	536
19. Erdnussflips	530
20. Nussnugatcreme	522
21. Croissant	508
22. Zartbitterschokolade	497
23. Vollmilchpulver	495
24. Studentenfutter mit Erdnüssen	484
25. Salatmayonnaise 50 % Fett	482
26. Butterkeks	480
27. Vollkornkeks	471
28. Marzipan	459
29. Landjäger	457
30. Parmesan	440
31. Blätterteig	418
32. Weichkäse 70 % F. i. Tr.	408
33. Hartkäse, Rahmstufe	406

Die 33 ballaststoffreichsten Lebensmittel

Diese Lebensmittel enthalten reichlich Ballaststoffe. Ballaststoffe machen satt und wirken als Fatburner. Tauschen Sie ballaststoffarme Lebensmittel aus und nehmen Sie auto-„magisch“ ab. Aber achten Sie auf den Kalorien- und Fettgehalt.

Lebensmittel	g/100 g	kcal/100 g
1. Leinsamen	35,0	372
2. Hefe	21,0	288
3. Weizenkeime	17,6	314
4. Sojabohne	17,0	359
5. Roggenvollkornmehl	14,0	294
6. Hirse	13,0	331
7. Aprikose, getrocknet	11,2	250
8. Sesam	11,2	559
9. Nüsse	10,9	562
10. Apfel, getrocknet	10,7	278
11. Weizen, Vollkorn	10,3	313
12. Puffmais	10,0	369
13. Pflaumen, getrocknet	9,4	261
14. Feige, getrocknet	9,2	284
15. Mais, Vollkorn	9,2	331
16. Erbsen	9,0	145
17. Sojabohnen, getrocknet	8,9	416
18. Vollkornbrot	8,7	188
19. Pumpernickel	8,7	188
20. Vollkornbrot mit Ölsamen	8,6	204

Lebensmittel	g/100 g	kcal/100 g
21. Vollkornkeks	8,5	471
22. Müsli	8,1	352
23. Sojamilch	7,5	152
24. Pinienkern frisch	7,2	576
25. Weizengrieß	7,1	326
26. Obstmischung, getrocknet	6,9	289
27. Himbeere, frisch	6,7	34
28. Vollkornbrötchen	6,6	222
29. Sonnenblumenkern	6,3	575
30. Banane, getrocknet	6,1	291
31. Roggenbrötchen	6,0	223
32. Pistazien	6,0	615
33. Haferflocken	5,4	370

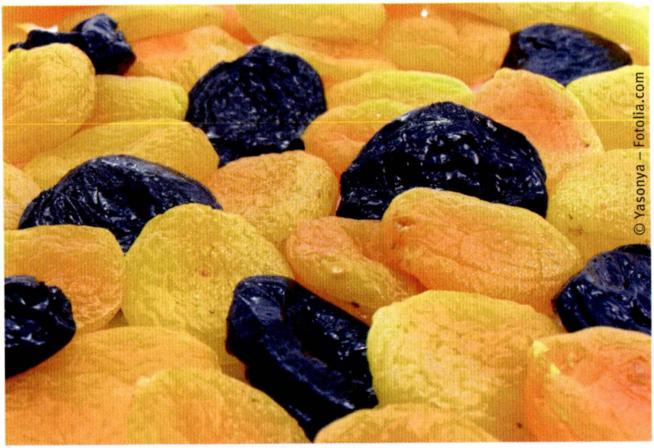

Nützliche Adressen

Bundesamt für Verbraucherschutz und Lebensmittelsicherheit (BVL)
Bundesallee 50, Gebäude 247
38116 Braunschweig
Tel.: 0531 214970
E-Mail: poststelle@bvl.bund.de
www.bvl.bund.de

Bundeszentrale für gesundheitliche Aufklärung (BzgA)
Ostmerheimer Straße 220
51109 Köln
Tel.: 0221 89920
E-Mail: info@bzga.de
www.bzga.de

Deutsche Adipositas Gesellschaft e. V.
Waldklausenweg 20
81377 München
Tel.: 089 71048358
E-Mail: mail@adipositas-gesellschaft.de
www.deutsche-adipositas-gesellschaft.de

Deutsche Gesellschaft für Ernährung (DGE) e. V.
Godesberger Allee 18, 53175 Bonn
Tel.: 0228 3776600
E-Mail: info@dge.de
www.dge.de

Deutsches Institut für Ernährungsforschung Potsdam-Rehbrücke (DIFE)
Arthur-Scheunert-Allee 114–116, 14558 Nuthetal
Tel.: 033 200880
E-Mail: info@dife.de
www.dife.de

Deutsches Kompetenzzentrum Gesundheitsförderung und Diätetik (DKGD) e. V.
Adolphstraße 5, 50679 Köln
E-Mail: kompetenz-zentrum@email.de
www.dkgd.de

Zentrum für Ernährungskommunikation, Diätberatung und Gesundheitspublizistik (ZEK)
Sven-David Müller
Wielandstraße 3, 10625 Berlin
E-Mail: info@svendavidmueller.de
www.svendavidmueller.de
www.muellerdiaet.de